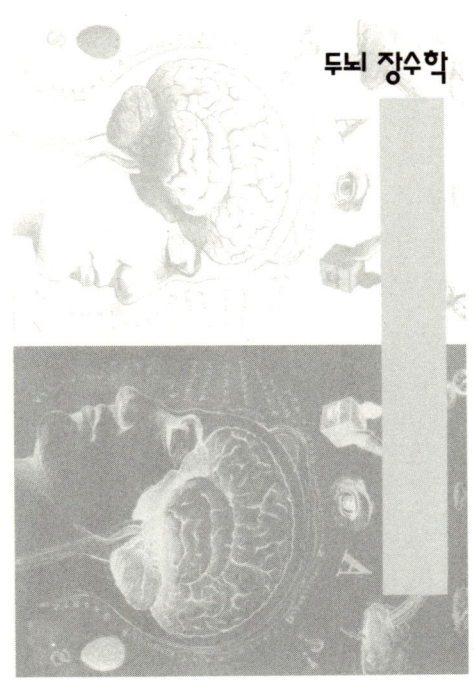

두뇌 장수학

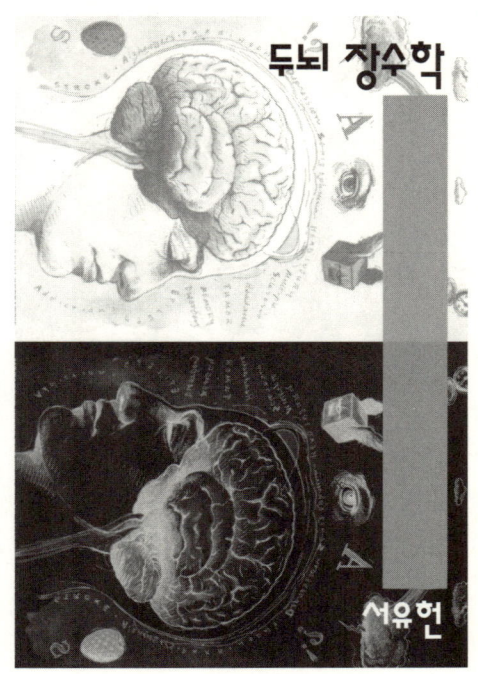

두뇌 장수학

서유헌

민음사

책 머리에

　인간 생명현상 중에서도 뇌만큼 경이로운 것은 없으며 인간만이 가지고 있는 최고의 걸작품이 바로 인간의 뇌이다. 인간의 고귀한 정신과 창조의 본산이며 인격의 주체일 뿐만 아니라 모든 행동과 감정을 주관하는 곳이 이 뇌이다.
　최근 뇌는 면역기능을 조절하는 중추 기관이며 우리 신체의 성장과 노화를 조절하는 중심 센터임이 새로이 밝혀지고 있다. 뇌가 죽으면 고귀한 인간의 생명은 사멸한다. 뇌가 다르기 때문에 사람 각각의 특성이 다르다고 이야기할 수 있다. 내가 곧 뇌이며 뇌가 곧 나인 것이다.
　뇌는 신체를 움직일 뿐만 아니라 외부로부터의 침입에 대항하고 세포의 성장과 노화를 조절함으로써 우리의 신체 건강을 경이롭게 유지하고 있다. 따라서 뇌를 건강하게 잘 유지함으로써 우리는 오래도록 건강하게 장수를 누릴 수 있다.
　최근 선진국에서는 중요한 뇌의 신비를 풀기 위하여 여러 가지 중요한 조치들을 실시하고 있다. 미국에서는 뇌 연구의 10년 법안 Decade of the Brain을, 서방선진 7개국에서는 인간첨단 과학 프로그램 human fron-

tier science program을 시행중에 있으며, 일본에서는 21세기를 〈뇌의 세기 Century of the Brain〉로 하는 법안을 마련중에 있다. 그러나 우리 나라에서는 아직 이렇다 할 조치들이 마련되고 있지 못하며 뇌의 신비를 소개하는 책자나 장수에 관하여 최신의 지식을 알기 쉽게 쓴 책이 별로 없는 것이 현실이다. 이에 저자는 《조선일보》 지상에 약 반 년 동안 연재했던 〈두뇌 장수학〉을 좀더 보충하여 이번에 책으로 출간하게 되었다.

그 동안 이 책을 출간하는 데 헌신적인 도움을 주었던 사랑하는 가족들, 부모님 그리고 서울의대 약리학교실원들, 원고 작성에 도움을 준 김성은 양에게 깊은 감사를 드리며, 아울러 이 책을 발간하는 데 도움을 준 조선일보사와 민음사에도 감사를 드린다.

1996년 10월
菊史 서유헌

차례

I 신비로운 뇌

1 두뇌 장수학 15
2 적극적 사고는 면역력을 높인다 18
3 밝은 마음을 가지면 병 덜 걸린다 21
4 뇌에서도 마약이 분비된다 25
5 대마초도 잘 쓰면 영약이다 30
6 사랑은 노화를 억제한다 33

II 건강한 뇌

7 신경세포도 근육처럼 커진다 37
8 손이 부지런한 사람이 건강하게 오래 산다 41
9 전뇌를 개발하자 44
10 아들의 지능은 엄마로부터 47
11 남녀의 뇌 차이와 수명 49
12 알파 파와 베타 파를 활용하자 52
13 생체리듬과 수면장애 55
14 충분한 수면은 기억력을 강화시킨다 59
15 하품은 뇌에 산소를 공급한다 62
16 전자파가 머리를 나쁘게 한다 64

III 뇌에 좋은 음식

- 17 아침 안 먹으면 뇌 활동 둔해진다 71
- 18 신선한 음식이 뇌를 건강하게 한다 75
- 19 뇌에 좋은 음식 78
- 20 비타민이 노화를 억제한다 82
- 21 비만은 장수의 최대의 적이다 84
- 22 멜라토닌, 과연 신비의 노화방지약인가 86
- 23 DHA, 과연 두뇌에 좋은가 89
- 24 술은 두뇌에 어떤 영향을 끼칠까 92
- 25 담배는 두뇌에 어떤 영향을 끼칠까 97
- 26 산모와 술과 담배 그리고 스트레스 101
- 27 커피가 두뇌에 미치는 영향 105
- 28 쾌변은 장수의 지름길 109

IV 뇌와 스트레스

29 스트레스가 면역 기능을 떨어뜨린다 113
30 스트레스도 발암물질 117
31 스트레스를 이기는 길 120
32 스트레스를 잘 이용하자 125
33 스트레스와 심장병 130
34 직업적 스트레스가 건강을 위협한다 134

V 치매를 극복하자

35 광우병과 치매 139
36 머리 안 쓰면 치매 빨리 온다 143
37 뇌 피로는 치매를 빨리 오게 한다 147
38 노인성 치매가 증가하는 이유 150
39 어떤 사람이 알츠하이머 치매에 잘 걸리나 154
40 환경오염이 치매를 부른다 157
41 공해물질이 노화를 촉진한다 160
42 납중독의 무서움 164
43 에스트로겐, 여성의 치매를 예방한다 167
44 뇌졸중과 글루탐산 169
45 우유가 뇌졸중을 예방한다 172

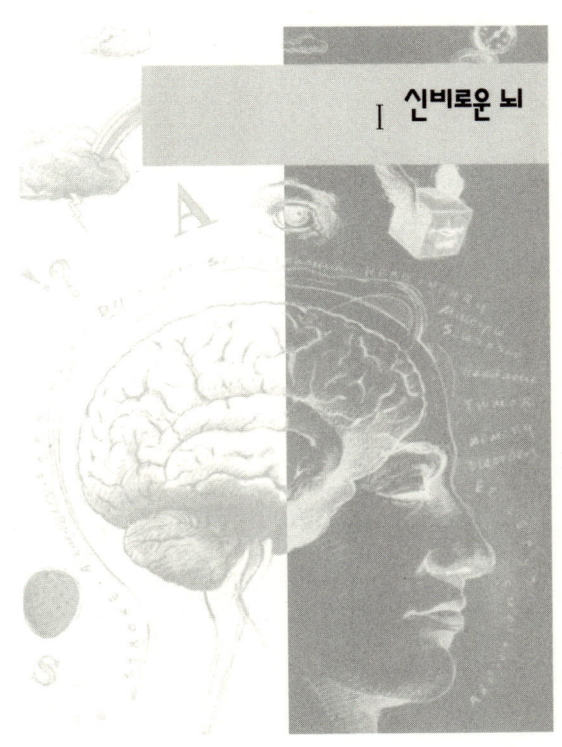

I 신비로운 뇌

1 두뇌 장수학

 21세기 우리 사회는 어떻게 변할 것인가? 지금과 같은 과학의 혁명적 발전을 생각할 때 실로 엄청난 변화가 예견되고 있다. 과거에는 상상도 할 수 없었던 많은 일들이 인간의 무한한 창조에 의해서 실현되고 있으며 이러한 창조는 끝없이 사회를 변혁시키고 있다. 인간의 창조와 고귀한 정신에 의해 위대한 문명이 잉태되고 발전되었으며 앞으로 인류 역사는 더욱 찬란히 빛나게 될 것이다.
 이러한 인간의 무궁한 창조와 고귀한 정신, 인간만이 지니고 있는 최고의 가치는 어디에서 나오는 것인가? 다름이 아닌 바로 소우주라고 불리는 뇌에서 나온다. 인간이 만물의 영장으로서 다른 동물과 확실히 구별되는 창조적인 정신기능은 바로 이 뇌에서 나오는 것이다. 뇌가 죽으면 인간으로서의 가치는 상실되고 식물 수준으로 떨어지고 이윽고 죽음에 이르게 된다. 뇌는 생명과 죽음의 정의가 되고 있을 뿐만 아니라 생명신비의 열쇠가 되고 있다. 〈내가 곧 뇌이며 뇌가 곧 나인 것이다.〉 인간의 고귀한 정신과 인격의 주체이며 모든 우리 신체 장기들을 조절하는 중앙통제기관이 뇌이다. 뇌는 신체를 움직일 뿐만 아니라 신체를 건강하게 유지하고 있다.

앞으로 뇌의 경이로움을 하나하나 벗김으로써 질병으로부터 건강을 유지할 수 있을 뿐만 아니라 〈인간이란 무엇이냐〉라고 하는 인간 정체성의 해석이 가능해지고 뇌를 닮은 신경 컴퓨터의 개발과 인간을 닮은 인조인간의 개발이 가능해져서 우리의 미래 사회는 혁명적인 변혁이 오리라 생각되고 있다.

이러한 미래 사회를 선점하기 위해서 미국에서는 〈뇌의 10년 Decade of the Brain〉 법안을 제정 실시하고 있으며 서방선진 7개국에서는 뇌를 중점 연구하는 〈인간첨단과학프로그램 Human Frontier Science Program〉을 실시하고 있다. 뇌를 모르고서는 국가적으로는 무한경쟁이 치열하게 벌어지는 미래 사회에 살아남아 번영을 구가할 수 없고, 개인적으로는 건강하게 장수를 누릴 수 없다는 점은 너무나 분명하다.

옛날보다 복잡하고 메마른 현대 사회 속에서 여러 가지 스트레스가 사람들을 괴롭히고 있다. 우리가 경험하는 변화의 가짓수는 옛날보다 훨씬 더 많다. 따라서 우리가 경험하는 변화가 많을수록 질병에 걸릴 가능성도 그만큼 높아진다. 그러면 어떻게 해서 스트레스가 질병을 일으키는가? 스트레스에 대한 우리의 생체반응은 모두 뇌의 조절 아래에 있다.

최근에 발견된 중요한 사실은 뇌가 말초 신체장기들뿐만 아니라 면역계도 조절하고 있다는 점이다. 즉, 뇌가 면역계를 조절하며 면역계의 활동이 질병 발생에 중요한 영향을 미친다는 것이다. 뇌는 스트레스를 받을 때 에피네프린과 노르에피네프린이라는 신경전달물질을 유리시켜 심장을 더 빠르게 뛰게 하고 말초혈관을 수축시켜 혈압을 상승시킨다. 즉 심장병과 고혈압을 발생시킬 수 있다.

건강한 신체에 건강한 마음이 깃들고 건강한 마음에 건강한 신체가 유지된다는 말은 만고불변의 진리다. 마음과 신체의 연결은 일방통행이 아니라 쌍방통행이다. 여러 가지 정신적 위기상황에서 다양한 신체적 질병이 생긴다. 신체적 질환에서 질병을 이기고자 하는 강인한 정신력이나 마음의 힘을 강화시켜주면 암과 같은 불치의 병에서 기적적으로 회복되는 경우도 볼 수 있으며 노화과정을 지연시킬 수도 있게 된다.

암으로 변할 수 있는 세포들은 항상 우리 체내를 돌고 있으나 건강한 사람들은 면역계가 작동하여 이 세포들을 제거한다. 그러나 어떤 요인들이 우리 뇌를 통해 면역계의 기능을 억제시키면 암화세포들이 암을 형성하게 되는 것이다.

인류가 지구상에 출현한 이래로 가지고 있는 가장 큰 소망은 늙지 않고 오랫동안 건강한 삶을 누리는 일일 것이다. 생명체는 태어나면서부터 끊임없이 성장하면서 기능을 발휘하다가 점차 기능의 쇠퇴를 겪고 마지막에는 죽음을 맞이한다는 것은 변하지 않는 진리이다. 2000여 년 전 중국의 진시황은 사람을 늙지 않게 만드는 불로초를 찾으려고 수많은 선남 선녀들을 세상의 구석구석으로 보냈지만 현재까지도 이러한 영약은 발견되지 않고 있다. 그러면 이러한 불로초는 영원히 발견되지 않을 것인가? 확실히 말할 수 있는 것은 우리 두뇌를 잘 활용하거나 두뇌의 노력에 의해서만 장수의 길이 발견되리라는 것이다.

신체 각 부위의 장기는 뇌에 의해 기능이 조절 통제되고 있기 때문에 뇌의 노화는 중앙 조절 통제기능의 약화를 초래하게 되어 우리 신체가 늙어가게 된다는 학설이 널리 인정받고 있다. 따라서 뇌를 신선하고 건강하게 유지하는 길이 장수의 첩경이 된다.

2 적극적 사고는 면역력을 높인다

　병을 극복할 수 있다는 적극적이고 낙관적인 사고는 질병과의 싸움에서 이길 수 있는 첩경이다. 매사를 소극적으로 어렵고 힘들다고 생각하기보다 적극적이고 낙관적인 사고 속에 할 수 있다는 자신감을 갖는 것이 삶의 질과 양을 모두 증가시킬 수 있다.
　아주 시끄러운 환경에 노출되어 있는 두 집단의 사무직 근로자들이 있다. 한 집단에게는 언제나 소음을 차단시킬 수 있는 스위치가 달린 작업대를 주고 다른 집단에게는 주지 않았다. 두 집단 사이의 생산성을 비교한 결과 스위치를 받은 집단의 생산성이 30% 이상 높았다. 실제로 스위치를 받은 집단에 속한 어느 누구도 스위치를 누르지 않았다. 이들은 원할 때는 언제나 소음을 차단시킬 수 있다는 사실만으로도 자신감과 안도감을 가졌기 때문에 생산성이 향상되었던 것이다.
　실제로 강한 자신감과 적극적 태도를 가진 사람은 스트레스 호르몬인 〈스테로이드 호르몬〉 분비가 낮고, 반대로 자신감이 낮고 소극적 태도를 가진 사람은 스테로이드 호르몬 분비가 높아 과도한 스트레스 반응이 나타나고 면역기능을 담당하고 있는 임파구세포와 거식세포의 기능이 떨어지는 것이 발견되었다. 다시 말해서 자신감과 신념이 강하고 적극적 사고를 가진 사람이 질병에 대한 면역력, 방어력이 높다는 말이다. 그러면 어떻게 하면 자신감을 가질 수 있나?

가장 좋은 방법은 사물에 대한 관점을 긍정적이고 낙관적으로 바꾸는 것이다. 같은 일에 대해서도 낙관적으로 생각하는 것과 걱정을 앞세우는 것의 차이는 크다. 여기서 낙관적인 사고가 단순히 부정적인 사고를 하지 않는다는 뜻이 아니라 긍정적이고 진취적인 사고를 적극적으로 하는 것을 의미한다. 어떤 일에 대해 우리가 가질 수 있는 여러 생각, 특히 가장 낙관적인 것과 가장 비관적인 것의 양극단까지를 떠올려보고 그 중 가장 좋은 낙관적인 생각을 선택하는 습관을 갖는 것이 좋다. 〈안 된다〉〈할 수 없다〉는 생각보다 〈된다〉〈할 수 있다〉는 생각을 가지도록 하는 것이 좋다. 행복한 생각은 다른 일도 좋은 기분으로 받아들일 수 있게 하며 뇌의 흥분 신경계(긍정적)를 자극하고 억제 신경계(부정적)는 억제시켜 근육의 긴장을 풀어주고 과민한 신경을 완화해주며 혈압을 정상화시켜 주어서 결과적으로 일의 효율성도 높여주게 된다. 즉 낙관적 사고는 자신의 건강에 유익할 뿐만 아니라 좋은 결과를 얻는 데도 훨씬 유익하다. 나아가서는 사회가 훨씬 부드럽게 될 뿐만 아니라 생동감이 넘치게 되어 사회는 역동적 발전을 할 수 있게 된다.

반면, 일이 두렵다, 짜증난다는 생각이 계속되면 뇌가 스트레스를 받아서 정신적 부담이 되며 이런 사고가 자율신경계와 면역계를 포함한 신체 반응에 큰 위험부담을 주게 된다. 따라서 우리들은 성공했던 경험을 다시 생각해 보면서 자신감을 갖는 것이 중요하다. 즉 시험을 잘 보던 때, 자랑스러운 일을 성취하던 때, 불행한 여건 속에서 장애를 극복하던 때를 생각하면서 이번에도 잘 할 수 있다는 자신감을 갖는 것이 중요하다. 오늘의 일을 자신 있게 또 즐겁게 잘해 나가고 있는 자기 자신을 상상하면서 하루의 일을 시작하는 것이 뇌의 흥분신경계에 신선한 자극을 주게 되고 억제 신경계는 억제되어 스트레스를 극복할 수 있게 해주며 일의 효율성을 높여주는 것이다.

3 밝은 마음 가지면 병 덜 걸린다

　감정도 건강장수의 중요한 변수다. 두뇌에 관한 최신 연구 결과, 명랑하고 밝은 감정을 가진 사람들은 우울하고 어두운 감정을 가진 사람들에 비해 질병에 훨씬 덜 걸리고 오래 산다는 사실이 의학적으로 입증되었다.
　미국 매릴랜드 대학병원의 연구팀은 10년 동안 65세 이상 노인들을 대상으로 실제 건강 상태를 정밀 체크한 뒤 본인들이 자신의 건강 상태를 어떻게 생각하는가를 조사했다. 이를 토대로 이들의 수명을 관찰한 결과, 실제 질병을 가지고 있음에도 자신이 건강하다고 생각하는 그룹이 실제 건강함에도 자신이 건강하지 못하다고 생각하는 그룹에 비해 5년 정도 더 오래 산다는 사실을 밝혔다.
　인간의 합리적 사고와 이성에 몰두해 있던 프란시스 베이컨의 시대에는 인간의 감정은 도외시되었다. 문제를 인지하고 합리적인 판단을 통해 문제를 해결하는 인간 이성의 논리성을 규명하는 것이 곧 인간적 본질을 파악하는 중심적 과제가 되어 왔었다. 따라서 감정에서 파생된 기쁨과 슬픔, 공포와 불안, 혐오감 같은 것은 과학자들의 연구 영역에서 사소하고 별것 아닌 것들로 여겨져 왔다.

  그러나 사람들의 동기를 유발시키고 구체적인 행동 및 삶의 양식들을 꾸려나가는 주요 원천이 합리적 이성에만 있지 않다는 사실이 밝혀지면서 인간의 감정이 중심적인 연구 대상으로 자리잡아가고 있다. 즉 감정은 인간 정신의 사소한 파생물이 아니고 기억과 판단, 학습 등 고도의 이성적 사고와도 관련되어 있다는 것이다.

  이성과 더불어 인간본질을 구성하는 양축의 하나로 새롭게 조명되고 있는 감정에 대한 연구는, 감정이란 정신 현상이 인체의 어느 부분과 관련되어 있는지에 주로 초점이 모아지고 있다.

  가장 높은 정신 현상은 우리 뇌의 가장 높은 곳에 있는 대뇌피질에서 나오지만 본능이나 감정은 대뇌피질 안쪽의 오래된 뇌인 변연계에서 나온다. 말하자면 인간을 인간답게 만드는 이성은 상부 뇌인 대뇌피질에서 나오나 동물성 기능인 감정과 본능은 하부 뇌에서 나오는 것이다. 즉 정도의 차이는 있지만 고등동물에게 공통적으로 고차원적인 감정은 고도의 사고기능과 서로 복잡한 회로를 통해 밀접하게 연결되어 있는데 반해 본능적인 공포나 놀람과 같은 원시적인 감정은 대뇌피질까지 연결되지 않고 하부 뇌에서 반사적으로 이루어진다. 감정은 사고보다 더 원초적인 기능인 것이다.

  명랑하면 우울할 때보다 두뇌 능력이 우수해진다. 어떤 문제를 풀기 위해 감각을 기록하고 이를 처리 활용하는 인간의 기억 작용이 얼마나 우수하게 발휘되는가는 기분에 따라 크게 좌우되기 때문이다.

  특히 복잡한 과제의 해결에 있어서는 명랑한 사람이 우울한 사람보다 훨씬 탁월한 능력을 보이게 된다. 이 같은 사실은 최근 독일 괴팅겐 대학 심리학과 게르트 뤼에 교수의 실험연구를 통해서 확인되었다. 실험의 핵심은 대상을 기분상태에 따라 명랑한 그룹과 우울한 그룹으로 나누어 자연과학 학술도서를 읽게 하였다. 책을 읽은 후 읽은 내용을 그대로 반복해 옮기기와 그 내용을 응용해 어떤 문제를 푸는 두 가지 과제가 주어졌다. 그 결과 읽은 것을 그대로 옮기는 단순과제에서는 두 그룹 사이에 의미 있는 차이가 발견되지 않았으나 좀더 복잡한 두번째 과제에서는 명랑한 기분의 그룹이 훨씬 우수한 처리능력을 과시했다.

뤼에 박사는 이에 대해 〈우리의 지식은 마치 그물과 같은 형태로 기억 속에 기록이 되며 한개 한개의 단위지식(그물의 매듭)은 서로 복잡하게 연결된다. 그런데 정신활동의 과정에서는 필요한 매듭이 활성화되면서 문제 해결에 함께 영향을 끼칠 수 있는 다른 매듭들을 제어 관리하게 된다〉고 밝혔다.

기분이 좋을 때는 이러한 제어 관리의 막힘이 없이 문제 처리를 위해 개인의 기억 속에 보유한 모든 처리 능력을 동원시킬 수 있지만 기분이 나쁜 상태에서는 매듭들의 일부가 우울한 기분을 극복하는 데 필요하기 때문에 그만큼 문제 해결능력은 떨어지게 된다는 것이다. 즉 명랑한 때는 신경세포를 연결해주는 시냅스에서의 신경전달물질의 유리가 보다 원활하게 이루어져 신경 전도가 억제됨이 없이 순조롭게 이루어지지만 우울할 때는 시냅스에서의 전도가 더디게 일어난다.

2차 대전시 나치의 유태인 수용소에서 하루에 300칼로리의 음식만을 먹고 상당수는 죽었으나 일부 집단은 살아남았다. 그들은 매일 같이 모여 옛날에 먹었던 가장 맛있었던 음식을 서로 이야기하면서 또한 앞으로 먹게 될 훌륭한 음식을 생각하면서 즐거운 마음으로 식사를 했다. 이런 즐거운 감정이 실제 뇌를 자극하여 실제로 맛있는 음식을 먹는 것과 비슷한 효과가 나타나서 이들은 지옥으로부터 다시 살아났던 것이다.

이와 같이 우리의 뇌는 어떻게 생각하느냐 어떤 감정을 가지느냐에 따라 실제 없는 것도 있는 것과 같이 될 수가 있는 것이다.

또한 다른 사람과 끊임없이 감정을 교류하면서 살지 않고 남과의 접촉을 싫어하고 자기만의 성을 쌓는 사람은 즐거운 마음보다 내적인 우울에 사로잡히게 되는 경우가 많다. 이런 경우 대뇌 신경세포의 전체적인 활성화보다 억제중추의 활성화로 정신병을 포함한 여러 가지 질병이 생길 수 있다. 사람들과의 접촉에서 보이는 경직되고 불친절한 자세, 부정적이고 소극적인 무사안일주의적 자세는 본인에게는 생활에 유익하지 못한 스트레스로 작용해서 쓸데없는 에너지를 낭비하게 하여 건강에 해가 되며 사회적으로는 비건설적이고 비창조적인 영향을 미쳐서 건전한 사회 발전에 큰 저해요소가 된다.

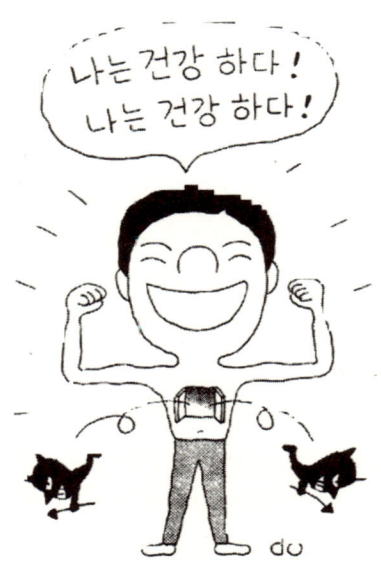

4 뇌에서도 마약이 분비된다

 정신적 수양을 오랫동안 연마한 옛날 도인(道人)들은 뜨거운 불속에서도 아픔을 느끼지 않고 바늘로 찔러도 통증을 느끼지 않는데 과연 과학적 설명이 가능한가? 모든 통증 가운데서도 분만의 고통이 가장 큰데 통증을 느끼지 않고 분만을 하는 임산부들이 있는데 어떻게 무통분만이 가능한가? 침에 의해 마취가 이루어지는 데 그 까닭은 무엇인가?
 양귀비꽃으로부터 뽑아내는 아편의 주성분인 모르핀 등의 마약은 어떤 통증이든 간에 즉각 없애주는 진통작용과 쾌감작용, 양쪽 모두를 가지고 있는 묘약이다. 그렇기 때문에 최고의 진통제로서 지금까지 사용되고 있는데 이 모르핀이 어떻게 통증을 없애주며, 쾌감을 주는가에 대해서 1970년대 초에 많은 학자들이 연구를 하였다. 그 결과 1973년에 뇌에는 모르핀이 결합하는 특별한 단백질(수용체라 부름)이 존재하고 있음이 발견되었다. 이 결합단백질이 뇌속에 존재하고 있다는 말은 뇌속에 이 수용체 단백질과 결합할 수 있는 물질이 있다는 말이다. 즉, 뇌속에도 모르핀과 같은 작용을 가진 물질이 존재하고 있다는 것을 강력히 암시하였기 때문에 많은 학자들이 내인성 마약물질을 찾기 위한 연구를 집중적으로 하였다.

그 결과 1975년에 우리 뇌에는 모르핀보다 100배 정도 강력한 작용을 가진 마약이 존재하고 있음이 발견되었다. 이 물질을 내인성 모르핀 endogenous morphine이라는 의미로 엔도르핀 endorphine이라 부르게 되었다. 이 엔도르핀 펩티드는 마약-멜라닌-부신피질 호르몬 전구단백질 POMC의 C단(오른쪽 끝)의 31개 아미노산 부위가 잘려 형성된다. 즉, 엔도르핀과 부신피질자극호르몬 ACTH, 멜라닌 세포 자극호르몬 MSH은 큰 분자량의 같은 단백질 분자 속에 포함되어 있다가 필요시에 각각 잘려 독립된 호르몬으로 작용한다.

특히 엔도르핀과 ACTH 호르몬은 스트레스가 있을 때 스트레스에 대항하기 위하여 같이 유리되는 스트레스 호르몬으로 스트레스시에 나타나는 통증, 불안 등을 경감시켜 즐거움과 진통 효과를 나타내게 하는 아주 고마운 물질이다. 다시 말해서 스트레스를 받을 때는 유리가 증가되나 즐거울 때는 유리가 억제된다. 예를 들어, 통증자극이 가해질 때나 임신중 산통이 시작될 때 엔도르핀 유리가 최고도에 달하여 위급상황에 대처하게 되는 것이다.

그러나 장기간 지속되는 심한 스트레스에 의해서 엔도르핀이 과도하게 유리될 때는 면역기능을 담당하고 있는 임파구의 기능이 억제되어 감염이나 암 발생이 증가될 수 있을 뿐만 아니라 마약중독과 같은 정신증세도 나타날 수 있다. 즉, 엔도르핀이 항상 좋은 방향으로만 작용하는 것은 아니다. 엔도르핀을 구성하고 있는 31개의 아미노산 중 N단(왼쪽 끝)의 5개 아미노산으로 구성된 펩티드도 내인성 모르핀 작용을 가지고 있다. 이 펩티드를 뇌속에 있다는 의미에서 엔케팔린 enkephalin이라 명명하였다.

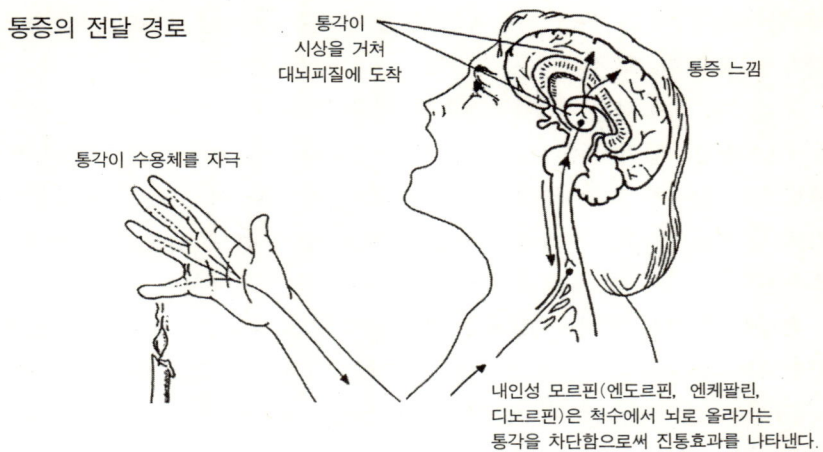

통증의 전달 경로

통각이 시상을 거쳐 대뇌피질에 도착

통증 느낌

통각이 수용체를 자극

내인성 모르핀(엔도르핀, 엔케팔린, 디노르핀)은 척수에서 뇌로 올라가는 통각을 차단함으로써 진통효과를 나타낸다.

 긴 거리를 조깅한다든지 스카이 다이빙을 하는 것과 같은 스트레스가 있을 때 뇌에서 내인성 마약인 엔도르핀이 나오기 때문에 기쁨이나 하늘을 날 듯한 비상감 같은 느낌을 경험한다. 앞에서 설명한 것처럼 분만 시에 산모와 태아가 받는 고통과 통증은 말로 표현할 수 없을 정도로 크기 때문에 산모의 뇌에서 마약이 최고도로 유리되어 산모와 태아가 받는 고통을 덜어주게 된다. 어린아이는 이 세상을 나오는 순간부터 마약을 먹는 셈이다. 우리 인간은 살아가는 동안 수많은 고통을 받기 때문에 고통을 당할 때마다 이 고통을 떠올려 그리워하는지도 모른다. 그때만큼 고통이 없는 시절은 또 없을 것이다. 그러면 엔도르핀은 어떻게 해야 잘 분비될 수 있는가? 가장 적당한 것이 운동과 정신적 수양이다. 매일매일의 힘든 생활 속에서 스트레스로 몸과 마음이 찌들어 있는 현대인에게는 승부가 걸려 있는 운동을 하거나 박진감 넘치는 운동경기를 관람하는 것처럼 긴장-이완이 반복되는 경우에서 엔도르핀 분비가 가장 잘 일어난다. 최근 우리 사회에서 많은 인기를 누리는 프로야구나 축구 경기가 그 예가 될 것이다.

재미있고 감동적인 영화를 보거나 책을 읽을 때도 같은 이유로 심장은 고동치고, 입이 마르고, 손이 땀에 젖는다. 이 과정이 끝나고 나면 엔도르핀 분비가 강화되면서 흥분과 즐거움을 동시에 느끼게 된다. 이 밖에 등산을 할 때, 경쾌하고 밝은 음악을 들을 때도 엔도르핀 분비가 촉진된다.

이렇듯 누구나 마약에 중독될 가능성은 있는 셈이다. 특히 상상력을 갈망하는 예술가는 상상력의 고갈로 마약이나 환각의 유혹에 빠지기 쉽다. 〈두렵고도 황홀한 인공천국, 나는 그것을 통해 거대한 상상의 나래를 편다〉고 프랑스의 위대한 상징주의 시인인 샤를 보들레르는 시집 『악의 꽃』에서 마약의 황홀경을 묘사하고 있다. 그는 아편중독 때문에 금치산자 선고까지 받았다. 「죄와 벌」, 「카라마조프가의 형제」 등의 불후의 명작을 통해 인간의 원죄의식과 신성을 묘사한 러시아의 대문호 도스토예프스키도 말년에 마약중독에 시달렸다. 도덕적 이상과 나약한 인간의 본능 사이에서 갈등하는 인간의 참 모습을 깊이 있게 묘사했던, 도스토예프스키도 인간의 본능 속으로 추락하고 말았던 것이다. 장미처럼 화려하고 비수 같이 날카로운 감성으로 19세기의 유럽시단을 주름잡았던 랭보와 베를렌도 마약이라는 검은 마수에 결국 파멸을 맞고 말았다. 베를렌은 마약과 술에 취해 랭보를 권총으로 쏘았다. 이로 인해 베를렌은 투옥되고 랭보는 각지를 유랑하다 요절하고 말았다.

영혼을 다루는 위대한 예술가가 이러한데 보통 인간, 우리 아이들은 어떻겠는가? 우리 아이라고 예외일 수는 없다. 참기 힘든 스트레스가 우리 아이들에게 계속될 때, 적절히 해소되도록 도와주지 않는다면 우리

아이가 언제 마약의 유혹에 빠질지 모른다. 우리 인간은 그 유혹을 선천적으로 지니고 나오기 때문에 부모들은 이를 이해하고 대책을 마음속에 세워서 실천하도록 해야 한다. 〈우리 아이는 체질적으로 마약에 빠질 수 있다〉는 생각을 하는 것이 무엇보다 중요하다. 그리고 공부만을 우리 아이들에게 너무 강요하지 말자. 내가 공부하기 싫어 하는 것처럼 우리 아이도 마찬가지이다. 우리 생활에 휴식이나 취미생활이 필요없다고 말하는 사람은 없다. 더군다나 성장 과정에 있는 우리 아이들은 이 세상에 있는 수많은 신기한 것에 호기심을 가지고 자극받기를 원한다. 이러한 수많은 자극이 우리 아이들의 뇌에 입력되어 뇌가 발달하게 되고 귀중한 경험과 지식으로 저장되어 활용된다는 사실을 알아야 한다. 이러한 자극의 적절한 수용이 필요하다. 공부가 힘든 스트레스로 작용할 때 뇌에서는 마약을 더 많이 필요로 하게 된다. 더 강요할수록 마약의 유혹은 더 커진다는 사실을 명심해야 한다.

또한 노력과 정신적 수양에 의해서 뇌에 있는 마약 체계를 적절히 이용한다면 마약을 먹지 않고도 분명 자기자신의 발전은 물론 해로운 스트레스로부터도 쉽게 빠져 나올 수 있을 것이다. 캘리포니아 대학의 존 레번 박사팀이 치과 환자들에게 진통제를 먹인 경우나 밀가루로 만든 가짜 약을 먹인 경우나 모두 치과 치료중에 통증을 느끼지 않았다. 밀가루로 만든 가짜 약도 진짜 진통제로 믿고 먹으면 뇌에서 진짜 약으로 받아들여 통증을 느끼지 않게 된다. 밀가루로 만든 가짜 진통제를 진짜 진통제로 알고 먹게 되면 뇌에서 〈엔도르핀〉이 나와서 통증을 느끼지 않게 되는 것으로 밝혀졌다. 따라서 〈아프지 않다〉〈괴롭지 않다〉〈할 수 있다〉는 긍정적인 사고가 비관적 사고보다 뇌에 있는 마약체계를 효율적으로 자극해서 우리 몸을 각종 질병으로부터 방어할 수 있게 해준다.

5 대마초도 잘 쓰면 영약이다

　대마초(大麻草: 마리화나)는 수천 년 동안 환각제 또는 치료제로 널리 이용되고 있다. 마리화나라는 환각제로 더 잘 알려진 대마초의 많은 성분 중에서 테트라하이드로칸나비놀THC이 환각을 일으키는 주범으로 알려지고 있다. 이따금씩 이 마리화나 때문에 연예인을 포함한 많은 사람들이 아까운 장래를 망치기도 한다.

　최근의 연구 결과 놀랍게도 인간의 뇌에는 대마초의 주성분인 테트라하이드로칸나비놀이 결합하는 부위(수용체)가 있음이 밝혀졌다. 즉 우리 뇌에 내인성 모르핀이 존재하고 있는 것처럼 대마초와 비슷한 환각물질이 존재하고 있다는 말이다. 우리 뇌에 존재하고 있는 환각물질의 정확한 정체가 무엇인지는 아직 잘 모르고 있다. 그러나 얼마 전에 돼지의 뇌에서 대마를 피웠을 때와 비슷한 작용을 하는 것으로 보이는 새로운 화학물질이 발견되었다. 이 화학물질은 〈아난다이드〉로 명명되었는데 이 이름은 〈행복〉이라는 뜻의 산스크리트어인 〈아난다〉에서 따온 것이다. 이는 인간의 뇌에 대마 수용체로 이루어진 어떤 신경 체계가 있다는 증거가 되고 있다.

가끔 우리는 실제로 존재하고 있지 않는 이상한 세계, 아름다운 세계를 눈에 그릴 때가 있다. 이때 인간은 고난의 현실세계를 벗어나 평소에 경험해보지 않았던 이상 감각, 이상 세계, 휘황찬란한 세계를 꿈꿈으로써 무한정의 창조적 생각에 빠질 수도 있다. 어떤 의미에서는 이런 생각이 삶의 산뜻한 청량제가 되고 있다. 그러나 이러한 초현실적인 이상 감각이 자주, 뚜렷이 나타날 때는 병적인 환각이 될 수 있는 것이다. 이와 같은 환각이 뇌에 존재하고 있는 대마초와 비슷한 신경계에 의해서 이루어질 수 있다는 것을 쉽게 이해할 수 있을 것이다.
　이런 환각제 이외에 대마초는 치료제로 사용된 오랜 역사를 지니고 있다. 그 시기는 중국의 고대까지 거슬러 올라간다. 영국에서는 빅토리아 여왕의 주치의가 대마초를 가리켜 〈가장 귀중한 명약 중 하나〉라면서 여왕의 생리통 완화제로 이를 처방했다는 기록이 있다.
　대마는 또 화학요법 때 나타나는 구토를 멈추게 하고 후천성면역결핍증 AIDS 환자에게 식욕을 되찾게 하며 다발성 경화병(多發性 硬化病)의 경련을 진정시키는 작용을 하는 것으로 알려지고 있다. 이밖에 녹내장 환자에게 안압(眼壓)을 감소시켜 주는 효과도 있다고 한다.
　미국과 유럽에서는 일부 의사들이 통증을 완화시키기 위해 환자에게 은밀히 대마를 피우게 하는 경우도 있는 것으로 알려지고 있다. 하버드 의과대학 정신과 교수로 대마의 효과에 관한 저서를 펴낸 레스터 그린스푼 박사는 전반적으로 의학계가 귀중한 치료제로 쓸 수 있는 대마를 너무 무시하고 있다고 지적한다.
　대마를 피우면 약 60가지 종류의 향정신성(向精神性) 물질을 흡입하게 되며 이 물질들은 뇌에서 각종 화학반응을 일으킨다. 만약 인간의 뇌가 대마와 비슷한 물질인 아난다이드를 어떻게 만들고 이용하는가가 규명된다면 장차 대마를 이용한 신약이 개발될 수 있을 것으로 예상되고 있다.
　이와 같이 우리 정신과 신체에 백해무익하다고 알려진 대마초가 한편으로는 인간질병 치료의 귀중한 명약이 될 수 있는 것이다. 이 세상에는 잘못 쓰면 독약이 되고 잘 쓰면 명약이 될 수 있는 약이 허다하다. 인간사에서도 이런 진리가 널리 통용될 수 있다는 것을 다시 한번 느낄 수 있으리라 생각된다. 우리가 노력과 수양에 의해서 뇌에 존재하고 있는 환각 체계를 적절히 경험하고 이용한다면 분명 자기 자신의 발전은 물론 역사 창조에도 유익하게 공헌할 수 있겠지만 잘못 사용한다면 무서운 정신병에 빠져 헤어나기가 어려울 것이다.
　우리 뇌에 있는 이러한 환각신경계를 적절히 이용하기 위해서는 첫째, 심신이 피로할 때 무릉도원과 같은 이상의 세계를 가끔 머리에 그려보는 것도 이 신경체계를 활성화시키는 데 도움이 되며, 둘째 미래 환상의 세계를 그린 공상과학소설이나 영화를 보는 것도 이 신경계를 자극하고 넓히는 데 도움이 될 수 있다.

세 가지 환각제의 분자구조

암페타민(필로폰의 주성분).
도파민의 구조를 가지고 있다.

세로토닌의 구조를 가지고 있다.

대마초(마리화나)

6 사랑은 노화를 억제한다

 인류 문명을 창조하고 인간의 생명과 생활을 건강하게 유지하고 있는 것들 중에서 가장 중요한 것을 든다면 누구든지 〈사랑〉을 들 것이다. 사랑 그 자체가 바로 우리의 생명이라고 할 정도로 우리 인간에게 중요하다. 사랑으로 가득한 사람은 쉽게 늙지 않고 오랫동안 젊음을 간직할 수 있으나 사랑이 없는 메마른 사람은 빨리 늙어 죽는다는 사실에 많은 학자들이 동의하고 있다. 사랑이 노화를 억제하는 가장 좋은 묘약이라고 할 수 있다.
 과학의 발전으로 사랑의 수수께끼가 하나 둘씩 밝혀지고 있다. 많은 사랑 중에서도 이성에 대한 사랑이 가장 열정이 많다고 한다. 최근 연구에 따르면 이러한 사랑에 대한 열정은 뇌에서 유리되는 여러 종류의 신경전달물질에 의해 좌우되는 것으로 밝혀지고 있다. 지적이고 형이상학적인 사랑은 도파민이라고 하는 신경전달물질에 의해 이루어지고 있다. 도파민은 이성과 지성, 창조를 관할하는 중요한 신경전달물질이며 이 도파민 신경계의 발달로 천재나 영재가 될 수 있으며 이 도파민 신경계의 고장으로 정신분열병이 발생되는 것으로 알려지고 있다. 플라토닉한 사랑은 바로 〈도파민성 사랑〉이라고 이야기할 수 있으며 사랑의 열정은 높지 않으나 오래도록 사랑의 향기가 지속된다. 보다 열정적이고 감정적인 사랑은 〈페닐에틸아민〉이라는 신경전달물질에 의해 주로 이루어진다고 한다. 뇌에서 페닐에틸아민이 많이 생성되어 나오면 사랑의 열정이 증가된다. 이어서 뇌에 있는 모르핀인 엔도르핀이 분비되어 사랑을 더욱 성숙하게 만들어주고 사랑의 희열을 극대화시켜 주고 지속시켜 준다. 이 신경전달물질들은 잠시도 가만히 있지 못하게 해주며 마약과 같이 푹 빠지게 해주는 〈격정적인 사랑〉의 묘약이다. 바로 상사병의 주역인 셈이다. 이 엔도르핀은 우리 뇌속에서 유리되는 모르핀 마약으로서 통증을 없애주고 즐거움과 기쁨을 주는 물질이다.

오랫동안 사랑했던 연인이 죽었을 때 깊은 슬픔과 비탄에 잠기게 되는 이유 중의 하나가 바로 이 엔도르핀 유리의 감소 때문으로 알려지고 있다. 사랑을 조절하는 또 다른 물질로서 옥시토신이라고 하는 호르몬이 있다. 이 호르몬은 사랑의 감정을 느낄 때 상대방을 안고 싶은 충동을 주는 물질이다. 이 옥시토신이 사랑의 감정을 깊게 해주고 성적인 만족감을 높여준다. 이상적인 이성이 눈앞에 나타날 때 위에 말한 사랑을 지배하는 신경전달물질과 호르몬이 유리되어 사랑의 감정이 강하게 느껴지는 것이다. 다시 말해 사랑의 감정은 생물학적으로 볼 때 도파민, 페닐에틸아민, 엔도르핀, 옥시토신과 같은 신경전달물질들의 조화로운 작용으로 생긴다고 할 수 있다. 이러한 조화로운 작용이 깨질 때 사랑의 감정이 사라지고 노화가 더욱 빠르게 진행되나 조화로운 작용이 오래도록 지속되면 사랑의 감정이 충만되어 장수에 이를 수 있다.

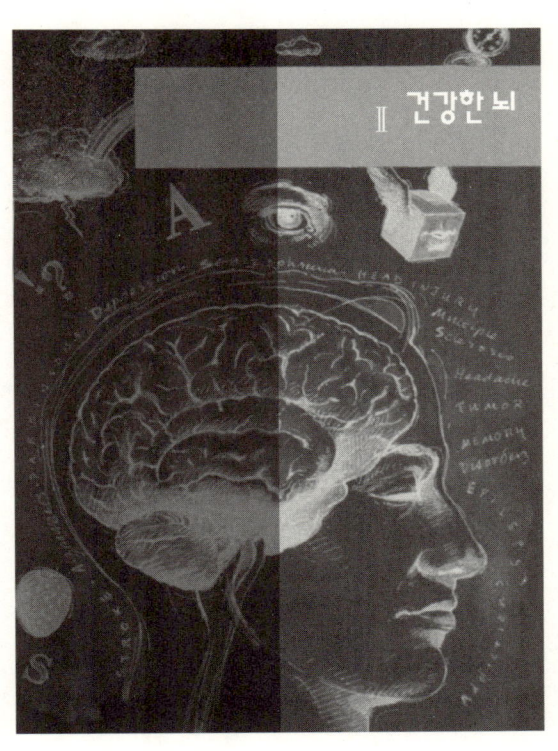

Ⅱ 건강한 뇌

7 신경세포도 근육처럼 커진다

　재미있는 이야기를 읽을 때가 재미없는 딱딱한 문장을 읽을 때보다 양쪽 뇌가 더 활발하게 움직인다는 사실이 최근에 증명되고 있다. 재미없는 딱딱한 문장을 읽을 때는 집중력이 흩어져서 뇌의 일부분만이 그 문장을 받아들이고 이해하는 데 동원된다. 또한 〈감정의 뇌〉를 즐거움으로 만족시키지 못하고 〈지의 뇌〉만 억지로 받아들이라고 혹사시키기 때문에 교육의 효과가 반감된다. 반쪽 뇌가 아닌 전뇌(全腦)가 활발히 움직여서 양쪽 뇌가 서로 협력하도록 하는 것이 일의 효율을 높일 수 있다.
　오랫동안의 연구 결과를 보면 근육처럼 뇌도 어떤 자극이나 좋은 경험에 대해서는 성장하는 것으로 나타나고 있다. 즉 신경세포도 근육처럼 커지게 된다. 지난 20년 동안 버클리 대학의 마크로젠츠위그 박사와 마리온 다이아몬드 박사가 이룩한 연구성과는 우리들에게 많은 것을 이야기해 주고 있다.
　그들은 유전적 소인을 조절할 수 있는 쥐를 가지고 연구했다. 쥐는 21일이라는 짧은 임신 기간을 가지고 있다. 또한 쥐는 표면이 매끈한 뇌를 가지고 있다. 반면 개 뇌나 고양이 뇌는 주름이 져 있다. 따라서 쥐는 편편한 대뇌를 가지고 있기 때문에 화학적인 연구와 해부학적인 연구를 하기에 알맞다.

연구팀은 쥐를 세 종류로 나누어 실험했다. 한 종류의 쥐는 장난감을 넣어주고 12마리가 같이 지내게 하였다. 두번째 종류의 쥐는 장난감도 넣어주지 않고 아주 제한된 공간에서만 지내게 하였다. 세번째 종류의 쥐는 보통 상태에서 키웠다. 장난감을 넣어줘서 마음대로 놀게 한 쥐는 뇌의 무게가 약 10% 정도 증가하였다. 처음에는 대부분의 과학자들이 이런 결과를 믿지 않았다. 그러나 많은 증거가 계속 나와서 대부분의 과학자들이 믿게 되었다.

이런 결과는 상당히 혁명적인 것이었다. 즉 재미있고 신선한 자극은 뇌의 발달에 긍정적 영향을 미친다. 다이아몬드 박사팀은 아주 늙은 쥐에서도 같은 결과가 나오는지를 실험해 보았다. 그들은 아주 늙은 4마리

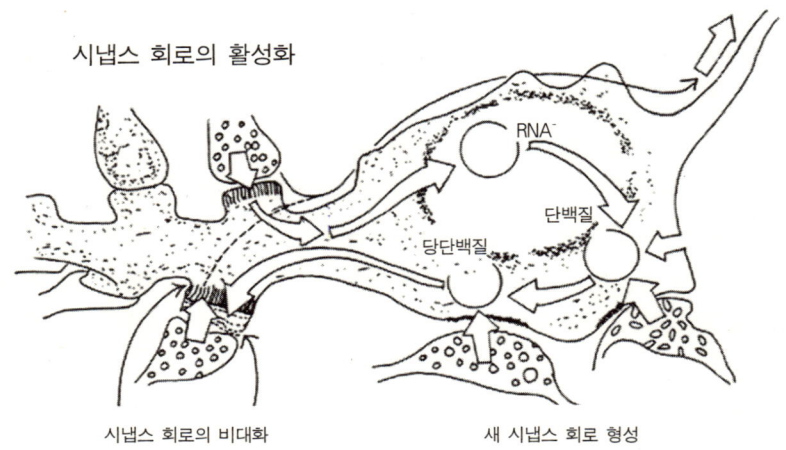

신경 시냅스 회로의 활성화로 새로운 회로가 생기고(굵은 화살표), 회로의 시냅스 부위가 두터워지고 강화되며(검은 작은 화살표), 세포 내에서는 단백질 합성이 증가된다.

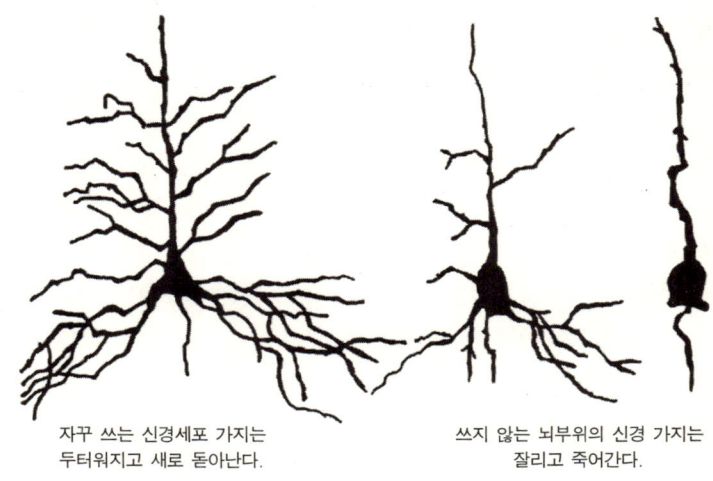

자꾸 쓰는 신경세포 가지는　　　　　　쓰지 않는 뇌부위의 신경 가지는
두터워지고 새로 돋아난다.　　　　　　잘리고 죽어간다.

신경세포 가지의 발달과 소멸

의 쥐를 8마리의 젊은 쥐와 같이 넣어 주고 어떤 결과가 나오는지를 관찰해 보았다. 늙은 쥐는 젊은 쥐와 같이 살고 있는 것을 즐겼으나 젊은 쥐는 별로 그렇지 않았다. 젊은 쥐와 같이 살고 있는 늙은 쥐의 뇌 무게는 10%쯤 증가하였으나 늙은 쥐와 같이 살고 있는 젊은 쥐의 뇌 무게는 증가하지 않았다. 늙은 쥐는 젊은 쥐로부터 자극을 받아 뇌의 무게가 증가한 것이다.

　뇌의 성장을 자세히 검토해 보면 신경세포의 성장은 주로 수상돌기 가지에서 일어난다는 것을 알 수 있다. 즉 자극에 의해서 수상돌기 가지가 두터워진다. 신경세포의 가지가 증가하고 두께가 두터워지기 때문에 뇌가 더 커지게 된다. 음이온이 많은 신선한 공기(산 위, 폭포 근처, 바닷가 등의 공기)를 마시게 해도 뇌 성장은 마찬가지로 증가한다. 음이온 제조기로 만든 음이온을 래트에 주면 뇌 무게가 증가한다. 이온들은 신경 전달물질의 화학적 구성을 변화시킬 수 있으며 기분을 좋게도 나쁘게도 할 수 있다. 산 위에 올라가면 아주 즐거운 기분을 느끼나 센바람을 맞으면 기분이 저하되는 것을 자주 경험하는 것도 이 때문이다.

위의 실험에서도 볼 수 있는 바와 같이 재미있는 놀이와 함께 일 또는 공부를 하거나 나이가 들어도 젊은이와 같이 젊은 분위기 속에서 일을 하면 우리의 뇌 신경세포는 가지가 왕성하게 자라서 일의 효율성이 올라갈 뿐만 아니라 젊음을 어느 정도 유지할 수 있다. 가능하다면 나이가 들수록 옷차림이나 분위기를 밝고 활발히 유지하고 젊은이들과 활발하게 어울려 일을 하도록 하는 것이 장수에 도움이 된다. 때로는 자주 야외에 나가서 음이온이 많은 신선한 공기를 마시는 것이 뇌 성장에도 도움이 되고 장수에도 좋다.

8 손이 부지런한 사람이 건강하게 오래 산다

 손이 부지런한 사람이 건강하게 오래 산다는 것은 단순히 전신의 혈액 순환이 원활해져서 그런 것만은 아니다. 손이 부지런하면 두뇌 자체가 건강해져 두뇌의 질병, 노화 방지 기능이 강화되기 때문이다.
 지금까지 연구 결과에 따르면 손의 움직임은 대뇌피질부의 한 가운데 있는 운동중추 사령부에서 조절한다. 이 부위는 뇌의 앞쪽에 있는 전두엽과 머리 한가운데 있는 두정엽 사이를 분리하는 중앙 고랑인 중심구 바로 앞에 있다.
 운동중추 사령부에는 신체 각 부분을 통제하는 많은 사령실이 있다. 원칙은 한쪽 중추사령부가 신체의 반대쪽을 지배하는 것, 즉 왼쪽에 있는 운동중추는 오른쪽 신체운동을 조절하고 오른쪽에 있는 운동중추는 왼쪽 신체의 운동을 지배한다. 또한 우리 몸의 상반부 근육은 운동중추의 아랫부분에 있는 부위에서 명령을 내려 통제하며 하반신 근육은 위쪽에 있는 부위가 지배한다. 다시 말해서 신체 각 부분을 제어통제하는 사령실은 지배하는 신체 각 부분과 상하좌우가 바뀌어 있다.
 여기서 중요한 사실은 운동중추 사령부에 있는 각각의 사령실의 크기는 지배하는 근육의 크기보다는 운동의 정밀도와 복잡성에 따라 정해진다는 것이다. 즉 몸통을 지배하는 사령실보다 손, 입, 혀 등 세밀하고 정교한 운동을 통제하는 사령실이 훨씬 더 크다. 특히 손을 지배하는 사령실이 운동중추 내에서 가장 커 전체 운동중추의 절반 이상을 차지하는 것으로 밝혀졌다. 이러한 이유 때문에 인간은 손을 정교하게 움직여서 각종 창조물을 만들어낼 수 있으며 언어를 통해 표현할 수 있다. 비로소 인간이 다른 동물과 다르게 문화를 창조하게 된 것이다.

따라서 운동중추 중 손의 사령실이 외상이나 뇌졸중, 치매 등의 병 때문에 망가지게 되면 손을 움직일 수가 없게 되어 아무런 일도 할 수 없게 된다. 반면 손의 사령실이 잘 발달된 사람은 손놀림이 민첩하고 정교해서 위대한 과학적 창조물이나 예술품을 만들어낼 수 있다. 거꾸로 정교한 손놀림을 반복하면 이 운동중추가 발달된다.

이 같은 사실이 건강, 장수에 어떻게 영향을 미칠까?

사람의 뇌는 서로 밀접하게 연관되어 있다. 운동중추의 발달은 거기서 그치는 것이 아니라 면역 기능이나 호르몬 기능을 조절하는 뇌 부위, 고도의 정신 기능을 담당하는 뇌 부위, 감각을 담당하는 뇌 부위에도 좋은 영향을 미친다. 따라서 운동중추 중 가장 많은 부분을 차지하는 손 사령실을 되풀이해 훈련시키면 운동중추뿐 아니라 면역, 호르몬 기능까지 덩달아 좋아져 자연히 질병에 덜 걸리고 장수할 수밖에 없는 것이다. 손을 움직이면 단순히 몸의 혈액순환이 좋아져 건강해진다는 것은 그 의미가 지나치게 축소된 낡은 설명이다.

손을 움직이는 것은 어떤 일이라고 좋다. 손쓰는 운동도 좋고, 타이핑, 손에 압봉을 주었다 풀었다 하는 동작 등도 마찬가지 효과가 있다. 이런 손놀림을 한시간마다 5분 정도씩 해주는 것이 좋다.

인간도 450만 년 훨씬 이전에는 네 다리로 기어 다녔다. 그러다가 앞발을 들고 두 다리로 걷게 되었다. 이런 진화의 덕분으로 기어다니는 데 사용했던 두 손을 쓸 수 있게 되었다. 인류는 이 두 손을 사용하여 헤아릴 수 없는 많은 일을 함으로써 두뇌가 발달하게 되었고 찬란한 문화를 창조하게 되었다. 인간의 두 손은 뇌의 명령에 따라 각종 창조물을 쏟아내는 〈마법의 손〉이 되었다. 앞으로는 〈장수의 손〉도 될 수 있을 것이다.

9 전뇌를 개발하자

　사람들의 90%는 좌뇌가 우뇌보다 우수한 오른손잡이들이다. 그러나 건강과 장수를 원한다면 모든 뇌를 골고루 발달시키는 것이 바람직하다.
　일반적으로 좌뇌는 언어적, 수리적, 분석적, 논리적, 이성적이다. 반면 우뇌는 비언어적, 시공간적, 직관적, 감성적이다. 그래서 좌뇌 우세자는 주지과목에 강하고 우뇌 우세자는 예체능 과목에 강하다고 이야기되고 있다. 그러나 좌뇌와 우뇌는 서로 비슷한 면도 많다.
　이와 같은 이유로 좌뇌만 발달시키고 우뇌를 방치한다면 사람의 인식과 활동공간이 좁아지는 것은 물론 비상시에도 건강한 뇌 기능을 유지할 수 없다. 한 예로 왼손잡이는 오른손잡이보다 뇌 손상으로부터 더 잘 회복된다. 오른손잡이는 왼쪽 대뇌에 언어능력이 있으나 왼손잡이는 언어능력이 좌우 뇌에 흩어져 있기 때문이다. 왼쪽 대뇌가 손상된 경우 오른손잡이는 언어능력을 상실하나 왼손잡이는 언어능력을 어느 정도 유지하는 것도 마찬가지 이치이다.
　따라서 평소 훈련을 통해 우뇌를 왼손잡이처럼 발달시켜 놓는다면 뇌 외상이나 뇌졸중 등으로 좌뇌가 망가져도 큰 위기상황은 피할 수 있다.

우뇌가 중요한 뇌 기능을 어느 정도 담당할 수 있기 때문이다.

한편 상부 뇌인 대뇌피질은 지와 창조의 뇌이며 하부 뇌인 변연계는 본능과 감정의 뇌이다. 따라서 감정적인 면을 도외시하고 지식만을 강요하면 신경회로의 흐름이 상하로 원활하지 못해 자극이 상부 뇌에만 머물게 되어 상부 뇌의 신경세포가 과도히 혹사당한다. 이때 세포에 유해한 활성산소가 지친 상부 뇌세포에서 많이 생기게 되어 유전자 손상을 일으킨다. 또 신경세포막 지질을 과산화시켜 뇌 신경세포의 노화를 촉진시킨다. 따라서 치매나 파킨슨씨병 같은 노인성 질환의 발생이 증가할 수 있다.

반면 본능-말초적인 자극을 좋아하면서 지적인 뇌 발달을 등한시하면 동물적으로 되어 지적-창조적 자극이 상실된다. 그 결과 정신적 황폐감에 빠져 자살하거나 정신병에 걸려 일찍 죽는 경우를 많이 본다. 이는 최근 젊은이들의 우상이었던 일부 가수들의 자살사건에서도 잘 나타나고 있다. 따라서 좌뇌와 우뇌, 상부 뇌와 하부 뇌, 어느 한쪽에만 신경회로가 멈추어 있지 않도록 회로를 전체적으로 발달시켜 주는 〈전뇌(全腦) 훈련〉이 우리의 건강을 차원 높게 유지해주고 장수에 이르게 하는 첩경인 것이다.

여기서 전뇌를 골고루 개발시키기 위해 우뇌와 하부 뇌를 발달시키는 방법을 알아보기로 하자. 우선, 좌우 신체를 균형적으로 사용하도록 노력하자. 예를 들어 전화 수화기를 왼쪽 귀에 댄다든지, 왼손을 써서 물건을 집는 훈련을 한다든지 왼발로 볼을 차는 연습을 하는 것이 도움이 된다. 둘째로, 비논리적인 상상이나 공상 훈련을 해 보자. 때로는 만화에서나 볼 수 있는 상상이나 공상을 해보는 것이 도움이 된다. 논리적이지 않다고 무시하지 말고 현재의 지식을 뛰어넘는 사고의 비상이 필요하다. 셋째로, 감각 훈련을 해보자. 다른 사람과 이야기할 때 논리적인 데만 신경 쓰지 말고 다른 사람의 사고방식을 느끼기 위해 상대방과 시선을 마주친다든지, 주위에 있는 색, 공간, 향기, 감정 등에 주의를 기울이는 훈련을 하는 것도 좋다. 넷째로, 음악이나 미술감상에 시간을 투자하자. 현대 사회는 물질만능의 사회이며 비논리적이고 감정적인 측면은 으레 무시되고 있다. 이런 점을 보충하기 위해서 우뇌가 주로 작동하는 예능에 취미를 갖도록 시간을 투자하는 것이 좋다.

  학교에서도 입시와 관련 있는 주지과목에만 신경 쓰지 말고 예체능 교육에도 학생들이 폭 넓게 노출되도록 노력해야 한다. 현재 학교에서의 예체능 교육은 시험을 위한 단순 암기교육에 지나지 않다. 학생 스스로 예체능에 재미를 느끼고 선택하고 몰두할 수 있어야 전뇌가 골고루 발달될 수 있다. 이렇게 함으로써 좌우 뇌는 물론 지의 뇌와 감정의 뇌(동물의 뇌)까지 골고루 발달되어 명실상부한 전뇌 발달이 이루어질 수 있다.

10 아들의 지능은 엄마로부터

 예로부터 그 아버지에 그 아들이라는 말이 있다. 아들은 아버지를 많이 닮는다는 뜻이다. 달리 말하면 아버지의 두뇌가 우수해야 그 아들의 두뇌도 우수하다는 것이 지금까지의 통념이었다. 그러나 최근 오스트레일리아 헌터 유전학 연구소 팀에 의해 이러한 통념이 일부 바뀌게 되었다.
 이 연구 보고서는 엄마에게서는 멋진 외모를, 아빠로부터는 뛰어난 두뇌를 각각 물려받은 아들이 태어나기를 바라는 것은 잘못이라고 지적하고 있다. 호주 뉴사우스웨일즈 주 뉴캐슬에 있는 헌터 유전학 연구소의 터너 박사는 여성의 X염색체에 중요한 지능 유전자가 있기 때문에 여성이 자기 아들에게 지능을 물려주는 책임을 지고 있다고 말했다.
 남성은 XY 성염색체를, 여성은 XX 성염색체를 가지고 있다. 아들은 어머니로부터 X염색체를 아버지로부터는 Y염색체를 받는다. 지능을 좌우할 수 있는 하나의 중요 유전자가 X염색체에서 발견되고 있기 때문에 아들의 지능의 일부는 어머니로부터 온다고 이야기할 수 있다.
 남성은 X염색체를 하나만 갖고 있기 때문에 이 염색체상의 유전자가 변이에 의해 영향을 받을 가능성이 훨씬 큰 반면, 여성은 하나의 X염색체가 손상되더라도 다른 X염색체를 활용할 수 있기 때문에 변이에 의해 영향을 잘 받지 않게 된다. 이런 의미에서도 남성은 외부의 위해 요인에 의해 X염색체가 손상받을 가능성이 높기 때문에 여성보다 생존과 뇌 기능 유지에 불리하며 손상에 의해 낮은 지능을 가진 남아가 태어날 가능성이 높다고 볼 수도 있다.

지능은 여러 가지 복잡한 요소에 의해서 결정된다. 즉 지능은 기억력, 창조력, 판단력, 분별력 등 다양한 요소로 구성이 되기 때문에 복잡한 여러 가지 유전자들이 지능에 영향을 미친다. 아직까지 지능과 관련된 이러한 유전자들이 발견되지 않고 있으며 X염색체 이외의 염색체에 있을 가능성도 높다. 따라서 지능을 결정하는 하나의 유전자가 X염색체에 있다고 해도 다른 지능 유전자가 X염색체 이외의 다른 염색체에 있다면 다른 염색체도 지능 결정에 중요한 영향을 미친다.

이런 경우에는 지능이 어머니로부터 전적으로 온다고 이야기하기 힘들다. 현재로서는 지능 관련 유전자가 모두 발견되고 있지 않기 때문에 확실하게 말할 수 없다. 그러나 최소한 아들의 지능은 어머니의 영향을 많이 받으며 딸은 아버지와 어머니로부터 각각 1개씩의 X염색체를 받기 때문에 양친의 지능을 모두 물려받는다고 이야기 할 수는 있다.

뛰어난 두뇌를 가진 아들을 바란다면 멋진 외모를 가진 여자보다 두뇌가 좋고 마음이 따뜻한 여자와 결혼하는 것이 좋을 것이다.

11 남녀의 뇌 차이와 수명

　전 세계적으로 여자가 남자보다 평균 5년 이상 오래 사는 것으로 통계가 나와 있는데 이것은 어떤 이유 때문인가? 여러 가지 이유가 제시되고 있지만 바로 뇌 차이 때문이라는 설이 가장 설득력 있게 받아들여지고 있다.
　남자와 여자는 우선 염색체의 구성(남자는 XY, 여자는 XX)이 다르다는 사실이 이미 잘 알려져 있다. 이런 염색체 구성의 차이가 어떻게 여자와 남자를 다르게 만드는지는 잘 모르고 있다. 그러나 염색체의 차이만이 남성다움의 결과를 자동적으로 가져오지는 않으며 남성이 남성으로 되기 위해서는 잘 알려진 테스토스테론이라는 남성 호르몬의 수준이 높아야 한다. 이 성호르몬은 뇌호르몬 조절센터인 시상하부에서 조절하고 있다. 동물의 경우 호르몬 생산공장인 뇌하수체 바로 위에 있는 이 시상하부가 암컷보다 수컷에서 더 크다.
　스탠퍼드 대학의 러셀 퍼놀드 박사의 연구에 의하면 어느 한 수컷이 그 무리의 우두머리가 될 때 그 수컷의 시상하부가 눈에 띄게 커진다고 한다. 그러나 그 수컷이 다른 수컷에게 지배권을 빼앗기게 되면 그 시상하부가 쪼그라든다고 한다. 이 시상하부의 지배를 받고 있는 테스토스테론 호르몬이 바로 뇌 신경계에 영향을 미친다. 태어나기 전에 테스토스테론이 너무 많으면 뇌의 왼쪽 뇌보다 오른쪽 뇌반구가 우세하게 된다고 보고 있다. 그 때문에 남자 쪽이 왼손잡이가 더 많은 것 같으며 남자 아이들을 더욱 난폭한 행동으로 몰아 갈 가능성이 있다. 미국 인디애나 대학 킨제이 연구소장 준 라이니시 박사는 6-10세의 형제 17쌍과 자매 17쌍을 상대로 호르몬과 공격성 사이의 상호관계를 연구하였다. 스트레스가 가해지는 상황에 대한 대응을 상상해 보라는 다지선택형 실험에서 남자 아이들이 여자 아이들보다 더 공격적인 대답을 하였다.

시상하부에 대한 연구와는 별도로 최근 과학자들은 뇌의 왼쪽 반구와 오른쪽 반구 사이의 의사소통을 담당하고 있는 두꺼운 신경망인 〈뇌량(뇌의 다리)〉이 남자보다 여자 쪽이 더 크게 발달되어 있다는 사실에 관심을 집중하고 있다.

또한 남자는 분석적이고 언어적인 활동을 할 때 주로 좌뇌를 사용하나 여자는 양쪽 뇌를 동시에 같이 사용하고 있다. 뿐만 아니라 듣고 기억하고 말하는 중심센터인 이 측두엽 부위의 신경세포 숫자가 남자에서 10%쯤 적다는 사실이 밝혀지고 있다. 따라서 왼쪽 대뇌 손상은 여자보다 남자에서 언어능력의 장애로 잘 나타나고 오른쪽 대뇌 손상은 남자에서 공간 능력의 장애로 더 잘 나타난다. 즉 남자는 뇌 손상에서 여자보다 더 큰 타격을 받기 때문에 이 또한 남자가 오래 못사는 하나의 이유가 되고 있다.

미국 노스캐롤라이나 대학의 연구팀에 의하면 여자는 철자를 생각하는 데 뇌의 좌우 양쪽 모두를 쓰는 데 비해 남자는 주로 왼쪽 뇌를 쓴다고 한다. 뇌의 오른쪽은 감정을 이해하는 데 쓰이므로 여자들은 철자를 생각하는 데도 더욱 많은 자신의 감정과 경험을 동원하는 셈이 된다. 그러므로 여자가 더 언어 구사능력이 뛰어나다고 볼 수 있다.

따라서 여자들은 분위기 등의 전체적인 감정 파악능력이 뛰어나 감정에 치우치기가 쉽다. 그러나 여자들은 감정이 풍부하기 때문에 여러 가지 스트레스 상황 하에서 이를 감정적으로 잘 해소하기 때문에 장수하는 경향이 많다는 데 대체적으로 동조하고 있다. 예를 들어 여자들은 모여 앉아 더 이야기를 잘 하고, 잘 웃을 뿐만 아니라 울기도 잘한다. 심리학자인 노르만 타즌 박사는 웃음이 질병 치료에 신비로운 영향을 미치며 장수하는 데 중요하다고 이야기하였다. 또한 프레이 박사는 감정적인 눈물 속에는 우리 신체가 내보내야 하는 많은 유해물질을 포함하고 있기 때문에 건강을 위해서는 때로는 우는 것이 필요하다고 이야기하고 있다. 이런 뇌의 차이 때문에 나타나는 여러 가지 복합적인 사실들이 작용하여 여자들이 평균 5년 이상 더 오래 살며, 100세 이상 장수자 가운데서도 여자가 2배 이상 많다고 생각하고 있다.

따라서 남자들도 적어도 여자만큼 오래 살기 위해서는 울적하고 울고 싶을 때는 참지 말고 울고, 이야기할 때 너무 논리적인 데만 신경 쓰지 말고 상대방 감정과 분위기를 파악하면서 이야기하고, 뇌에 좋지 않은 영향을 미치는 외상이나 각종 약물(향정신성 약물 등) 혹은 알코올로부터 뇌 손상을 받지 않도록 더욱 조심하는 것이 필요하다.

12 알파 파와 베타 파를 활용하자

　알파 뇌파가 엔도르핀처럼 정신 건강의 신비스러운 열쇠를 쥐고 있는 것으로 알려지고 있는데 과연 그러한가? 알파 파가 정말 건강에 좋은가? 알파 파란 도대체 무엇인가?
　뇌 신경세포 사이에 신호가 전달될 때 전기적 흐름이 생기게 되어 뇌파가 나타난다. 뇌파에는 느린 뇌파와 빠른 뇌파가 있다. 잠잘 때는 아주 느린 델타 파(0.5-4사이클/초)가 나타나며 활동할 때는 빠른 베타 파(14-30사이클/초)가 나타난다. 명상을 할 때는 비교적 느린 중간 정도의 알파 파(7-13사이클/초)가 주로 나타난다. 다시 말해서 델타 파는 수면 뇌파, 알파 파는 명상 뇌파, 베타 파는 활동 뇌파라고 할 수 있다.
　사람이 적당히 긴장해서 일상의 행동을 하고 있을 때는 베타 파가 주로 나와서 일을 효과적으로 처리하게 된다. 그러나 스트레스가 심해서 긴장의 도가 지나치면 흥분하게 되어 빠른 베타 파가 나타난다. 이때는 감정적 흥분이 심해서 다른 사람과 충돌하거나 기억된 사실을 잘 잊어버린다. 그러나 감정을 잘 조절하여 마음이 평온해져서 사색에 빠지게 되면 매우 느긋한 상태가 되어 알파 파가 나오게 된다. 이때 일을 처리하는 능력은 베타 파가 나올 때보다는 떨어지지만 집중력, 창조력, 기억력 등의 능력은 좋아진다.

　알파 파는 긴장을 풀고 마음이 평온할 때 주로 나타나는 뇌파이다. 보통 사람의 경우 깊은 명상 상태에 있을 때 두드러지게 관찰된다. 따라서 입시라는 과중한 스트레스에 눌려서 젊음을 제대로 펴 보지도 못하고 있는 우리 청소년들이나 과중한 일에 눌려 있는 직장인들에게는 이런 알파 파를 찾아보기가 아주 어렵다. 때로는 과중한 일이나 공부에서 벗어나 잠시나마 정신과 마음의 휴식을 취해서 우리의 뇌를 평온하게 유지시켜 줄 필요가 있다. 뇌의 맨 위쪽에 있는 지(知)의 뇌를 하루 종일 혹사시킴으로써 신경세포는 극도로 지쳐 있기 때문에 능률은 오르지 않게 되고 자칫하면 몸과 마음의 병을 얻게 된다. 그러면 어떻게 하면 알파 파를 나오게 하여 긴장 상태에서 벗어나 평온한 마음을 얻을 수 있는가? 스트레스가 심하여 긴장이 지나친 사람에게는 빠른 베타 파가 많이 나오기 때문에 느린 알파 파를 나오게 하기 위하여 가장 많이 사용하는 방법이 깊은 명상을 하거나 조용한 음악을 듣는 것이다. 마음속에 있는 여러 가지 잡념을 없애고 정신을 하나로 통일하여 무념무상의 경지에 몰입하도록 노력하는 것이다. 그러나 이것은 쉬운 일이 아니다.

　사람이 어떤 음악을 들을 때 우리의 잠재의식에 작용하는 것은 음의 흔들림이다. 숲속의 바람소리, 시냇물 흐르는 소리, 파도소리, 눈밟는 소리, 새소리와 같은 자연의 소리는 우리의 마음과 정신을 맑고 쾌적하게 만든다. 반면 시끄러운 소리, 경적소리, 고함소리, 요란한 음악소리 등은 우리의 마음을 불안하게 하고 들뜨게 한다. 따라서 자연의 소리와 닮은 물리적 파동을 지닌 음악을 듣는다면 알파 파가 많이 나와 우리의 마음은 자연히 평온해질 것이다. 때로 정신이 복잡할 때 산 위에 올라가

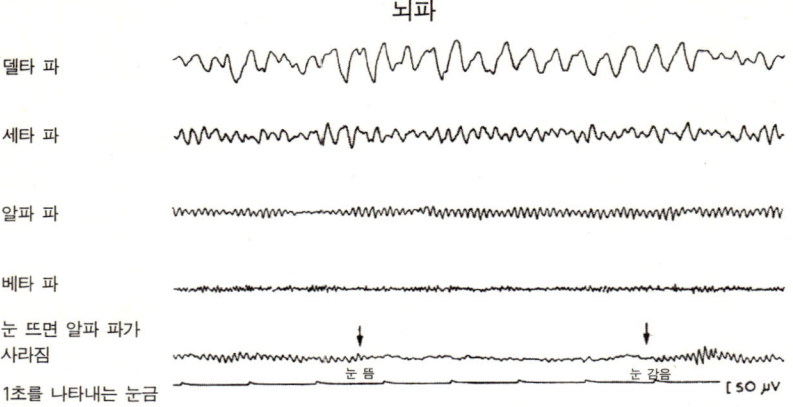

거나 시원한 폭포수 근처나 파도소리가 들리는 바닷가에 갈 때 우리는 마음이 가벼워지고 즐거운 기분을 느끼게 된다. 이러한 신선한 공기 속에는 음이온이 풍부히 함유되어 있어 감정을 매개하는 신경전달물질에 긍정적 영향을 미치게 되어 기분이 좋아지게 된다. 반면 센바람을 맞으면 음이온이 적어져서 기분이 저하되는 것을 자주 경험한다. 공부하는 중간 중간에 지친 우리의 뇌세포를 쉬게 하면서 공부한다면 그만큼 능률은 더 오르기 마련이다.

그러나 너무 과도하게 알파 파가 오래 나오게 되면 우리의 뇌세포는 수면 상태와 비슷하게 되기 때문에 능률이 떨어질 수 있다. 적당한 긴장은 우리 뇌세포의 기능을 자극해주기 때문에 공부에 필수적이다. 알파 파와 베타 파의 조화로운 조절이 뇌 기능을 극대화시키는 것이다. 따라서 휴식시간을 정해 놓고 이 시간에 우리의 정신을 평화롭게 만드는 자연의 소리와 닮은 알파 파 음악(비발디의 「사계」, 베토벤의 「전원교향곡」 등)을 듣거나 신선한 공기를 마시면서 조용히 산책하는 것이 좋을 것이다.

13 생체리듬과 수면장애

우리 인간은 평생 동안 인생의 1/3을 자면서 보내고 있다. 그만큼 잠은 인간이 생명을 유지하고 살아가는 데 필수적이며 우리에게 새로운 삶의 활력소를 제공해 준다. 수면은 뇌 신경세포가 피로해져 질병에 빠지는 것을 막아주는 자기 방어 역할을 하는 것이다.

오늘날 많은 사람들이 수면 장애로 고생하고 있는데 그 원인은 대개 정신적 요인이 많으나 비활동적인 사람들이나 밤 늦게까지 음주나 취미 생활을 즐기는 사람들이 수면 리듬이 깨져 생기는 경우도 많다.

이와 같은 수면장애를 해소하기 위해서는 우리의 생체리듬을 잘 지키는 것이 무엇보다 중요하다. 우리가 해외여행을 할 때 생체리듬이 달라져서 생기는 수면장애로 고생했던 것을 생각하면 일정한 수면주기를 지키는 것이 얼마나 중요한지를 느낄 것이다. 먼저 비활동적인 생체리듬을 바꾸어줄 필요가 있다.

나이든 사람들은 낮에 무료한 심정을 달래기 위해서 낮잠을 자지 말고 활동량이나 운동량을 증가시키고 밤에 일정한 시간에 자는 습관을 가지도록 하는 것이 좋다. 직장인 중에는 평소의 수면 부족을 보충하기 위하여 주말에 낮잠을 자거나 평소에 못한 취미 생활을 즐기다가 늦게 잠자리에 드는 사람들이 많은데 이러한 생활습관이 생체리듬을 깨뜨리는 중요한 원인일 뿐만 아니라 꿈을 꾸는 램수면과 깊은 잠을 자는 서파수면 모두를 방해해서 기억이 훼손될 수 있다.

최근의 연구 결과, 꿈을 잘 꾸는 램수면시 기억파인 〈세타 파〉가 잘 발생하기 때문에 꿈이란 과거에 기억한 것을 자는 동안 다시 한번 기억시키는 과정이라는 설명이 제시되고 있다. 즉, 꿈이란 동물이 생존에 필요한 행동을 더욱 잘 기억하기 위한 무의식적인 과정이라는 말이다. 특히 갓난아이의 경우 성인보다 램수면이 긴데 이것은 의식이 제대로 형성되지 않은 상태에서 아이의 시야 속에 들어온 세계를 더욱 잘 기억시키는 데 필요하다는 설명이다. 낮잠은 이런 램수면에 장애를 미치기

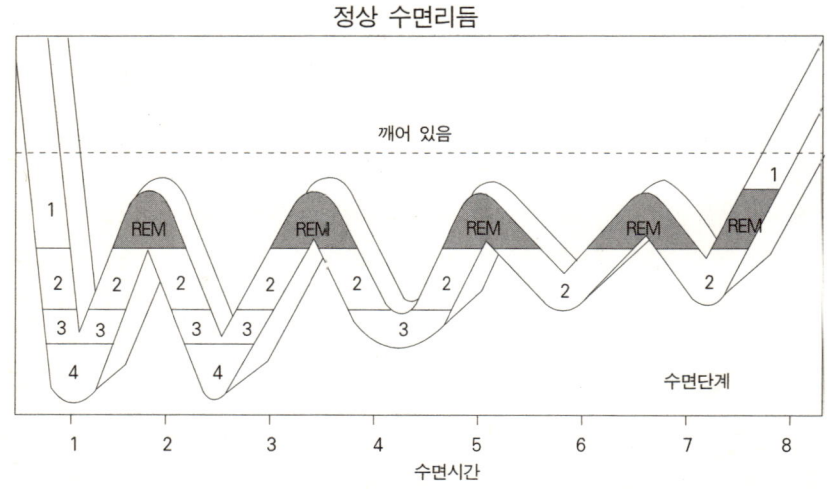

정상 수면에서는 1단계, 2단계, 3단계, 4단계로 구성된 비램수면과 램(눈알이 빨리 움직이는 수면) 수면이 교대로 나타난다.

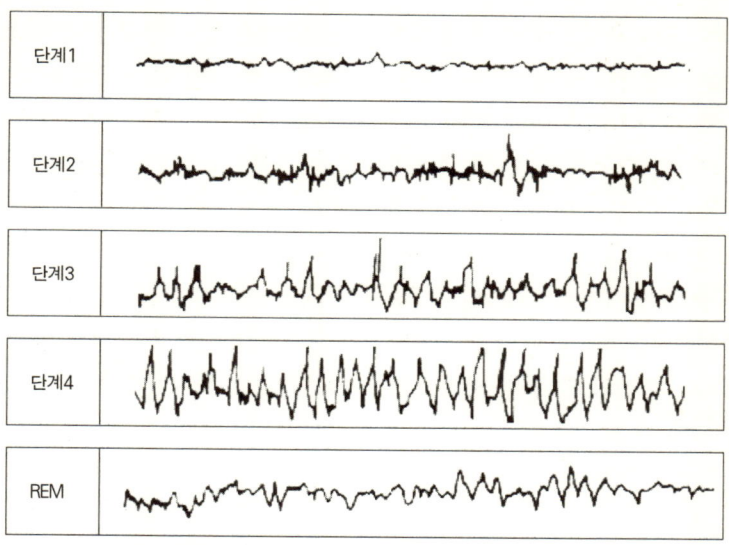

1단계에서 4단계로 수면이 깊어질수록 뇌파는 크기가 커지나 빈도는 느려진다.
램수면에서는 깨어 있을 때와 비슷하게 뇌파 빈도는 빨라지고 크기는 작아진다.

때문에 좋지 않다. 따라서 낮잠의 유혹을 물리치고 활동적으로 일하든가 적당한 운동이나 취미 생활을 하는 것이 좋으며 평상시와 마찬가지로 일정한 시간에 잠자리에 드는 것이 좋다. 그리고 주말에 하는 운동은 가급적이면 오전에 하는 것이 좋다. 오후에 하는 운동은 잠자기 직전까지 심장을 흥분시킴으로 쉽게 잠들지 못하게 된다.

또한 잠이 잘 오지 않을 때 몸을 뒤척이거나 다리를 꼬면 오히려 더욱 잠들기 힘든 상태가 된다. 몸을 자주 뒤척이면 심장박동이 더욱 활발해지고 온몸 근육의 긴장도가 올라가서 잠을 쉽게 이루지 못하게 된다. 따라서 온 몸의 긴장을 풀고 조용히 열심히 자는 것이 필요하다.

이와 같은 수면장애로 시달리는 사람들 가운데 수면제에 의지하려는 사람들이 많은데 이는 좋지 않다. 왜냐하면 수면제를 복용하면 처음에는 잠을 잘 이루게 되나 며칠 후부터는 수면을 돕는 두 가지 종류의 중요한 신경전달물질인 〈노르에피네프린〉과 〈세로토닌〉의 생성을 억제하므로 오히려 불면을 유도하거나 강화시킬 수 있다. 오히려 잠자리에 들기 전 우유나 치즈 같은 것을 조금 먹는 것이 도움이 될 수도 있는데 이것은 두 가지 수면 유도물질 중 하나인 세로토닌을 만들 수 있는 원료인 〈트립토판〉이라는 아미노산이 풍부하게 들어 있는 까닭이다.

따라서 우리의 건강을 지키고 장수하는 첫 걸음은 수면주기에 맞추어 충분히 잘 자는 것이다.

14 충분한 수면은 기억력을 강화시킨다

　인간은 지친 심신의 피로를 풀기 위해 인생의 3분의 1을 잠을 자면서 보낸다. 따라서 잠을 잘 자는 것은 건강을 지키고 장수하는 첫걸음이다.
　잠은 어떤 상태일까? 수면은 의식은 없어지지만 뇌혈류량이나 산소소모량은 깨어 있을 때에 비해 크게 저하되지 않은 상태다. 뇌 신경세포의 활동도 크게 감소되지 않는다. 따라서 뇌파가 나타나는데 깊은 잠을 잘 때는 느린 진폭의 서파수면이, 빠른 눈 움직임이 주로 나타나는 램수면에서는 빠른 진폭의 뇌파가 나타난다. 꿈의 80%는 램수면에서 나타난다.
　좋은 수면은 서파수면과 램수면이 교대로 나타나되 램수면이 전체의 20%를 넘지 않는 것이다. 새로운 정보를 계속 입력해야 하는 젖먹이는 뇌 신경세포가 빨리 피곤해지기 때문에 많은 시간을 자면서 보낸다. 이때 꿈을 많이 꾸는 램수면이 약 반을 차지하는 것으로 알려져 있다. 그러나 어른에게서 램수면이 많아지면 쓸데없는 꿈을 많이 꾸고 꿈속에서 자극을 많이 받아 사지근육의 긴장이 잘 풀리지 않는다. 이로 인해 깊은 잠을 잘 못 자기 때문에 뇌 신경세포의 피로가 잘 풀리지 않고 때로 자살 충동을 느껴 일찍 죽는 경우가 많다. 반면 램수면을 방해하면 불안, 초조, 불만 등이 나타나면서 불안신경증, 긴장성 두통, 무력감, 우울증과 같은 여러 가지 정신신경질환에 잘 걸리는 것으로 알려져 있다.

그러면 하루에 얼마동안 자는 것이 좋을까? 원칙이 있는 것은 아니지만 우리 인간의 생체리듬으로 볼 때 대략 6-9시간이다. 최근 사람과 쥐를 대상으로 한 실험에서 잠을 충분히 자는 것이 기억력을 강화시킨다는 사실이 입증되었다.

쥐를 대상으로 한 실험에서 쥐가 낯선 환경에 있을 때 뇌의 기억중추인 해마가 활성화되며 그 직후 잠잘 때도 이 해마의 활동이 증가되나 잠을 못 자게 하면 반대로 활동성이 현저히 줄어든다는 사실을 관찰하였다. 전날 밤 8시간 이상 잠을 충분히 자고 기억테스트를 받은 학생과 잠자지 않고 테스트를 받은 학생들의 성적을 비교한 결과 잠을 충분히 잔 학생들의 성적이 평균 30% 이상 좋았다는 실험결과가 있다.

자면서 텔레비전이나 라디오를 틀어놓는 것은 우리 뇌에 다양한 자극이 계속 입력되어 뇌세포가 흥분상태에 있게 되기 때문에 깊은 잠에 빠지기가 어렵다. 잠들기 전에 수면에 도움이 되는 트립토판이 풍부한 우유나 치즈를 조금 먹는 것이 좋다.

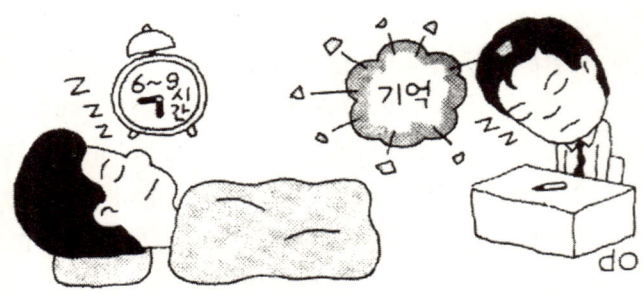

다음으로 좋은 수면을 갖기 위해서는 평소 수면주기를 잘 지키는 것이 중요하다. 주말에 늦잠을 잔다고 1주일 동안의 수면 부족이 보상되지 않는다. 오히려 수면리듬을 깨뜨려 좋지 않다. 또한 낮잠은 주로 램수면과 서파수면까지 도달되지 못하고 낮은 수면상태에 머무르기 때문에 기억이 훼손될 가능성이 많다. 앞에서 언급한 대로 특히 꿈을 잘 꾸는 램수면시 기억파인 세타 파가 잘 나타나기 때문이다.

스트레스를 많이 받을 때 사람들은 불면증에 쉽게 빠진다. 또 뇌가 충분한 휴식을 취하지 못하기 때문에 뇌 활동이 둔해지거나 산만해진다. 따라서 머리를 많이 쓰는 직장인이나 학생들은 충분한 수면이 절대적으로 필요하다.

15 하품은 뇌에 산소를 공급한다

　피로하거나 재미없는 이야기를 들을 때 흔히 우리는 하품을 한다. 그렇기 때문에 공부하는 도중에 하품을 하거나 남의 이야기를 들을 때 하품을 하게 되면 예의에 어긋난 것으로 여기게 된다. 그러나 재미없거나 피로하다고 해서 하품을 하는 것은 아니다. 조직세포에서 형성된 탄산가스가 뇌 줄기에 있는 호흡중추를 자극해서 하품을 하게 되는데 주로 강의를 열심히 듣거나 운전과 같이 정신을 집중시켜야 할 일이 있을 때 하품 즉 큰 호흡을 해서 뇌세포에 산소 공급을 증가시키게 된다.
　하품을 하면 신체 특히 목과 얼굴 부위에 있는 혈류가 뇌로 많이 들어가게 되며 정맥 혈류가 심장으로 들어가는 속도가 빨라지게 된다. 그 결과로 정신을 집중해야 하는 뇌로 신선한 산소를 가득 담은 혈류가 많이 들어가서 뇌 신경세포의 활동을 증가시켜 준다. 따라서 잠을 쫓거나 주위를 집중해야 할 때는 본능적으로 하품을 하여 뇌로 혈류를 보내게 된다.
　사람뿐만 아니라 개나 고양이를 포함한 대부분의 동물들도 하품을 한다. 동물원에서 사자가 입을 크게 벌리고 하품을 하는 것을 자주 볼 수 있다. 뱀이나 물고기도 하품을 하며 날아다니는 새도 하품을 한다. 그러나 목이 긴 기린은 하품을 하지 않는다. 목이 너무 길어서 하품을 할 때 뇌로 혈류가 올라가는 효과가 별로 없기 때문이다.

옆 사람이 하품을 하게 되면 따라서 하품을 하게 되는 것을 우리들은 자주 경험하고 있다. 옛날부터 사람들이나 동물들이 집단적으로 행동하면서 적이 나타날 때는 경각심을 불러일으키기 위하여 서로 하품을 하게 된다. 이런 것으로 볼 때 본능적으로 하품을 따라 하도록 훈련이 되어 있는 것 같다. 사람도 출생 후 1년이 지나면서부터 가족이 하품하는 것을 보고 따라서 하품을 하게 된다.

학생들이 강의를 들을 때 하품을 하게 되면 나무라는 선생님들이 있는데 이것은 잘못된 생각이다. 지금보다 더 주의를 집중해서 강의를 들을 때 몸속에 있는 탄산가스를 내 보내고 신선한 산소를 몸에 넣어 주기 위해서 하품을 한다는 사실을 이해할 필요가 있다. 이럴 때는 잠깐 딱딱한 강의를 중단하고 부드럽고 재미있는 농담을 곁들이는 것이 수업효과를 배가할 수 있으며 두뇌 건강에 도움을 줄 수 있다.

16 전자파가 머리를 나쁘게 한다

　텔레비전을 보지 않고 하루를 보낸다는 것이 상상하기 힘든 일이 되고 있다. 뿐만 아니라 컴퓨터를 다루지 못하고서는 현대인이 될 수가 없으며 간단한 계산까지도 계산기를 쓰지 않고서는 할 수도 없고 믿을 수도 없게 되고 있다.

　자기장을 쥐에 가해준 후 쥐의 뇌를 검사해보면 뇌 깊숙이 위치하고 있는 뇌 부위(생명중추나 본능중추)에는 전자파가 침투하지 못해서 큰 손상을 미치지 않으나 표면에 있는 뇌 부위에는 손상을 미치는 것으로 보고되고 있다. 즉 전자파는 가장 발달된 고도의 뇌 기능을 담당하고 있는 대뇌 부위와 학습과 기억 기능을 영위하고 있는 해마 부위 그리고 운동과 몸의 평형을 담당하고 있는 소뇌 피질 부위 신경세포의 변성을 증가시키는 것으로 알려지고 있다. 또한 이런 뇌 부위에서 치매의 원인물질로 생각하고 있는 아밀로이드 단백질의 발현이 30% 이상 증가되어 있는 것을 관찰할 수 있다.

　이로 미루어볼 때 장기간에 걸쳐 과도하게 전자파에 노출되면 대뇌피질부와 해마의 기능이 지장을 받아 인지기능과 기억기능에 장애가 와서

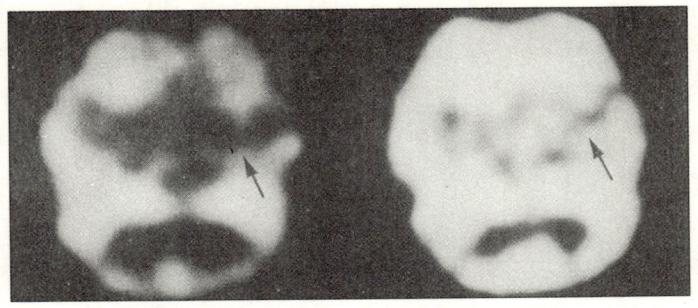

경련발작이 있을 때의 뇌 양전자방출 단층촬영 영상.

경련발작시   경련 없을 때
경련시 좌측 그림의 화살표를 한 뇌 부위가 왕성하게 활동하고 있는 것은 볼 수 있다.

  두뇌를 왕성하게 사용해야 하는 청소년들의 두뇌가 나빠질 수 있으며 노인들에게는 치매 발생이 증가될 가능성이 있을 뿐만 아니라 소뇌 장애가 와서 발작증세가 나타날 수 있다. 특히 뇌세포가 끊임없이 성장하고 있는 어린아이에게는 장시간 노출은 좋지 않다.

  전자 게임기를 오래 사용하는 어린이가 경련 발작을 일으키고, 집중력 장애가 오며, 두통과 눈의 피로가 증가하는 것과 이동전화기를 3년 이상 사용하는 사람들에게 뇌종양 발생이 1.5배 이상 증가한다는 미국에서의 보고는 이러한 위험성을 경고하고 있다. 1993년 이래 프랑스와 영국에서는 비디오 게임에 집착한 일부 청소년들이 발작증세를 일으킨 사례가 약 100여 건 이상 보고된 것으로 알려졌다.

  의학전문가들은 조사를 통해 피곤하거나 수면 부족의 상태에서 비디오 게임을 장시간 할 경우 뇌 신경세포의 비정상적인 흥분이 나타나서 발작증세가 발생할 가능성이 높다는 사실을 밝혔다. 컴퓨터 모니터보다 텔레비전 화면을 통해 게임을 할 경우 가능성이 더 높은 것으로 나타났다. 이에 프랑스 보건 당국은 최근 시판되는 모든 비디오 게임기에 〈건강에 해로울 수 있다〉는 경고문 부착을 의무화했다. 또한 프랑스 정부는 피곤하거나 졸릴 경우에는 게임을 삼가고 환한 방에서 상당한 거리를 두고 매시간 10-15분 동안의 휴식을 취하면서 게임을 하도록 하는 권고문을 부착하도록 하였다.

전자 회사에 근무하는 사람들에게 호르몬 이상을 초래하여 불임을 일으킬 수 있다는 보고도 이것을 뒷받침하고 있다. 즉 분열을 왕성하게 하고 있는 생식세포(고환이나 난소)가 전자파에 민감해서 전자파에 손상을 입을 수 있다는 실험적 증거도 나오고 있다.

최근 광우병으로 큰 소동을 벌이고 있는 영국에서는 전자파가 백혈병을 유발할 수 있느냐 없느냐 하는 또 다른 문제로 사회가 시끄럽다. 영국 브리스톨 대학 테니스 헨쇼 교수는 송전탑 부근과 가정용 전기제품의 전자기장은 대기 중에 있는 발암물질인 〈라돈〉을 함유한 수증기를 끌어 모으기 때문에 사람들은 입과 목, 폐를 통해 발암물질을 흡입할 가능성이 높아진다는 보고를 하였다. 이에 대해 영국 국립 방사능 보호위원회에서는 그렇지 않다는 반대 의견을 내고 있지만 전자파의 유해성은 대체로 인정하는 쪽으로 의견이 모아지고 있다.

따라서 매일 매일의 생활 속에서 가능한 한 전자파에 노출되는 횟수를 줄이는 것이 뇌 건강을 위해서 필요하다. 특히 노인들의 뇌는 하루에 10만 개 가까운 신경세포들이 사멸하고 있기 때문에 조그마한 위해 자극에도 아주 예민하다. 따라서 지적 활동을 증가시키는 것은 필요하지만 전자파와 같은 물리적인 위해 자극이 오랫동안 가해지는 것은 좋지 않다.

따라서 우리들은 하나밖에 없는 고귀한 정신과 신체를 오랫동안 잘 보호하기 위하여 각종 전자전기 제품을 잘 선용하는 것이 필요하다. 특히 피곤하거나 수면이 부족할 때는 전기 전자제품 사용을 될 수 있는 대로 줄이는 것이 좋다.

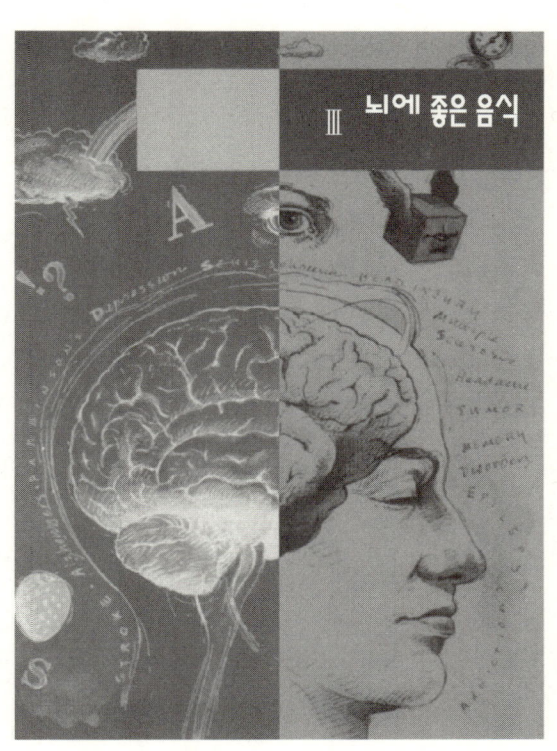

III 뇌에 좋은 음식

17 아침 안 먹으면 뇌 활동 둔해진다

　아침을 거르는 것이 건강에 좋다는 생각을 가진 사람들을 흔히 볼 수 있다. 그러나 이 같은 생각이 전적으로 잘못이라는 것은 이미 의학적으로 입증된 사실이다. 특히 아침식사가 두뇌에 미치는 영향을 살펴보면 쉽게 이해가 된다.

　하루에 정신활동, 즉 뇌를 움직이기 위해서 드는 에너지는 얼마나 되는가? 정신활동의 정도에 따라서 다르나, 대개 하루에 약 400칼로리 정도의 많은 에너지가 소모되는 것으로 되어 있다. 하루 종일 쉴 새 없이 움직이는 심장의 하루 소비 열량이 140칼로리 정도 된다는 사실로 미루어볼 때 이의 세 배나 되는 에너지를 소모하고 있는 뇌가 얼마나 많은 일을 하고 있는가를 알 수 있을 것이다. 실제로 뇌 신경세포의 수는 수천억 개에 이르고 있기 때문에 이처럼 많은 신경세포를 회전시켜서 정신활동을 하는 데 이렇게 많은 에너지가 필요한 것이다.

　정신적 스트레스가 많은 경우 더 많은 에너지가 쓰이기 때문에 우리는 쉽게 에너지가 소모되어 기진 맥진해 지는 것을 많이 경험하고 있다. 어떤 면에서는 육체적 피로보다 정신적 피로가 더 빨리 오고, 더 심하다는 것은 쉽게 느낄 것이다. 최근에 삼풍백화점 붕괴 사고에서 기적적으로 희생한 세 명의 젊은이들의 경우에서 보는 것처럼, 삶의 의욕을 잃지 않고 다시 살아나가겠다는 강한 신념과 절망보다는 살아 나갈 수 있다는 긍정적이고 낙천적인 마음가짐이 얼마나 중요한가를 실감하였을 것이다.

이런 극한 상황 속에서 극도의 불안감과 절망적 스트레스를 가지게 되면 뇌 신경세포는 쓸데없는 활동을 해야 하기 때문에 불필요하고 과도한 에너지를 소비하게 되어 일찍 죽을 수 있다. 그러나 살 수 있다는 긍정적인 사고는 복잡한 여러 가지 잡념을 없애주고 한가지에만 사고를 집중시키기 때문에 〈무념무상〉과 비슷한 경지에 도달되어 에너지 소모가 줄어들게 된다. 따라서 극한 상황 속에서 생존의 기회가 많아지게 되는 것이다. 밥을 먹지 않고 일할 때 손발에 힘이 빠져 일을 못하는 경우도 있지만 뇌에 에너지가 부족하게 되면 뇌 신경세포의 기능이 일시적으로 마비되어 정신을 잃고 쓰러지는 경우를 볼 수 있다.

이처럼 많은 뇌 신경세포를 움직일 수 있는 에너지원이 다름 아닌 밥의 주성분인 당인 것이다. 최근 들어 당이 비만과 당뇨병의 원인이라고 하여 인체에서 전혀 소용이 없는 영양분으로 착각하는 사람들도 많이 있지만 사실은 우리의 생명을 유지해 주는 원동력이다. 특히 포도당은 우리의 뇌 신경세포가 유일하게 에너지원으로 이용하고 있기 때문에 머리를 움직이는 데는 없어서는 안 될 알파와 오메가이다.

혈당이 부족하게 되면 뇌 신경세포는 일시적으로 활동을 정지해 버려 의식을 상실하거나 생명까지도 잃어버릴 수 있다. 당뇨병 환자가 혈당을 낮추기 위해서 혈당강하제를 복용하거나 인슐린을 사용하거나 혈액 내의 당이 너무 떨어지게 되면 쇼크가 일어나서 의식을 잃고 쓰러진다.

이처럼 〈당〉은 뇌 신경세포의 활동에 필요 불가결하다. 당이 너무 많으면 당뇨병을 일으킬 수 있는 해로운 측면도 있지만 당은 뇌의 활동에는 없어서는 안될 필수 영양소이다.

따라서 적절한 당분 섭취를 통하여 뇌의 활동을 극대화시키고 건강을 유지하는 것이 무엇보다 중요하다. 이런 점에서 특히, 격무에 시달리는 직장인들이나 공부하는 학생들은 밥을 거르지 않고 잘 먹는 것이 좋다.

〈시간이 없다〉〈식욕이 없다〉〈반찬도 없으면서 뭘 자꾸 먹으라고 그러느냐〉는 이유 등으로 아침밥을 먹지 않고 그냥 나가는 사람들이 늘고 있다. 그러면 아침밥을 먹지 않으면 어떻게 되는가?

첫째, 아침밥을 굶게 되면 에너지가 부족하게 되어 활동을 대비한 우리 신체의 준비가 불충분해진다. 특히 포도당을 가장 많이 필요로 하는 뇌 활동이 떨어져서 지적활동이 둔해질 수밖에 없다. 사람은 수면중에 체온이 1도 정도 내려가며 체온이 떨어지면 뇌 활동도 떨어지게 된다. 따라서 오전중에 뇌 활동을 최고도로 끌어올리기 위해서는 수면중에 떨어진 체온을 올려줘야 한다. 이 신체의 준비를 해 주는 것이 아침밥이다. 일본에서 국민학생들을 대상으로 조사한 바에 의하면 아침밥을 거르는 학생의 약 70%에서 체온이 35℃정도에 머물러 있다. 일본에서는 이러한 〈저체온 증후군〉이 문제가 되어서 아침밥 먹기 운동이 벌어지고 있다.

둘째, 아침밥을 먹지 않으면 오전 내내 호르몬 중추인 뇌하수체 바로 위에 있는 시상하부 속의 식욕 증후가 계속 흥분상태로 있게 되어서 생리적으로 불안정 상태가 지속된다. 이 식욕 증후의 흥분을 가라앉히기 위해서 혈당을 높여 줄 필요가 있다. 즉 아침밥으로 먹는 탄수화물 식물이 혈당량을 높여 생리적으로 안정상태가 유지되어야 안정된 기분으로 공부를 할 수 있게 된다.

셋째, 음식물을 분해해서 에너지를 만들고 대사활동을 촉진하는 부신피질 스테로이드 호르몬은 식사할 때 조금씩 나온다. 그러나 식사습관이 불규칙하거나 간식을 불규칙하게 하는 학생들은 그때마다 부신호르몬이 분비되어 신체의 리듬이 깨져 불안정해진다.

따라서 두뇌를 많이 사용하는 학생들은 아침식사를 꼭 해야 할 뿐만 아니라 규칙적인 식사 습관을 갖도록 하는 것이 좋다. 또한 최근 미국 캘리포니아에서 생활습관을 조사한 결과에 의하면 아침식사를 매일 하는 사람들이 하지 않은 사람보다 지적활동이 왕성하고 오래 산다는 보고를 하였다. 어릴 때의 영양상태, 어릴 때부터의 습관이 중요한 것과 마찬가지로 하루를 시작하는 아침에 적절한 준비를 하는 것이 아주 중요하다.

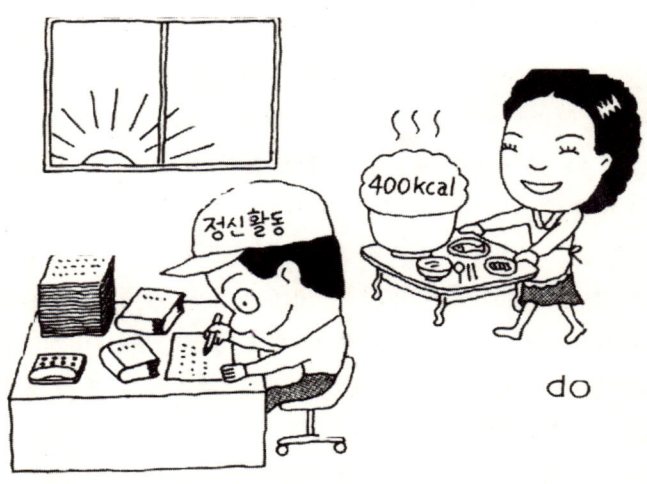

18 신선한 음식이 뇌를 건강하게 한다

 탄수화물, 단백질과 지방 이 세 가지의 기본 영양소와 각종 비타민계, 칼슘, 철분 등의 금속이온들은 신경전달물질의 합성과 대사에 이용되고 있다. 이런 영양소들이 결핍되면 기억력 감퇴, 우울증, 운동 및 감각 기능의 저하, 신경염 등을 앓게 된다.
 심한 영양실조는 뇌 성장에 장애를 미쳐 정상보다 조그마한 뇌를 만들며 심한 지능 저하가 나타난다. 또한 뇌 신경세포는 정상 세포보다 기능이 저하되어 있다. 뇌 신경세포는 분열을 해서 새로운 세포를 만들어낼 수는 없으나 좋은 영양을 공급해주면 근육처럼 자라게 된다. 이런 의미에서 적절한 영양 공급은 뇌 기능에 필수적이다.
 토론토 대학의 하비 앤더슨 박사는 엄마 쥐에 먹인 음식은 어린 쥐의 음식기호도에 상당한 영향을 미친다는 사실을 발견하였다. 즉 탄수화물만을 먹인 엄마 쥐는 탄수화물만을 잘 먹는 아이를 낳고 단백질만을 먹인 엄마 쥐는 단백질을 잘 먹는 아이를 낳는다. 따라서 임신중에 편식은 뇌 건강을 위해서 좋지 않다.
 대개 나이가 들면 의욕과 입맛이 떨어져서 덜 움직이고 덜 먹게 된다. 이 밖에도 약한 치아와 입맛의 변화로 채소와 같은 섬유질이 많이 함유되어 있는 음식은 피하게 되고 유동식을 선호하게 되며 적당한 운동의 부족으로 변비가 잘 생긴다. 그 결과 음식 섭취가 더욱 저하되고 우리 몸의 근육이 위축되어 운동량이 더욱 줄어드는 악순환이 되풀이된다. 실제로 65세 이후 노인들의 칼로리 권장량은 남자가 1900 Kcal, 여자가 1600 Kcal 정도 되나 실제 섭취량은 이보다 더 적다. 이런 악순환을 끊기 위해서 운동량과 일의 양을 증가시키는 것이 필요하며 영양 섭취는 30대에 비해 양은 적지만 질은 높여주어야 한다.

쥐에서는 덜 먹인 경우가 오래 산다는 보고가 많지만 사람에서는 오히려 오래 사는 사람일수록 평균보다 체중이 약간 높다는 보고가 많다. 모든 연령층에서 약간 살이 찐 사람이 건강하며 건강한 사람의 평균체중은 나이가 들수록 조금씩 올라간다. 일반적으로 소비하는 칼로리가 취하는 칼로리보다 적을 때 체중이 올라가는 것으로 생각하고 있다. 그러나 체중이 줄고 늘고 하는 것은 단순한 칼로리의 문제가 아니라 뇌에 의해 정해진 기준에 따라 조절된다. 따라서 비만도 좋지 않지만 나이에 따른 평균보다 무리하게 체중을 줄이거나 음식 섭취를 줄이는 것은 현명한 일이 못 된다.

세계 각국의 장수촌에서 살고 있는 장수자들을 여러 가지 측면에서 조사한 보고들을 보면 이들은 대개 신선한 자연 환경 속에서 살며 열심히 일을 하고 육체적으로 움직였으며 자연이 주는 신선한 음식을 주로 섭취하였다. 특별한 보약이나 값비싼 건강식품을 먹은 적이 없으며 그들은 대개 긍정적이고 낙천적인 성격의 소유자들이었다.

현대인들은 미각을 돋우는 색깔이나 향기를 내기 위해서 특별한 방법으로 조리하거나 가공한 음식을 주로 많이 섭취하고 있다. 단백질을 높은 온도로 가열하면 미각을 돋우는 색깔이나 향기가 나지만 영양 면에서 반드시 좋은 것이 아니다. 특히 우리 몸의 필수아미노산 중의 하나인 리신이 손상된다. 사람은 리신을 몸속에서 만들 수 없고 음식물로 섭취해야 하며 특히 동양인에게는 부족하기 쉽기 때문에 영양의 관건이 되고 있다. 가열할 때 리신은 다른 물질과 결합하여 형태가 바뀌게 되며 단백질 분자 사이에 교차결합이 증가되어 생체의 주요 단백질의 기능이 떨어지게 되고 그 결과 노화가 일어난다는 것이다.

즉 음식물을 가열하면 음식물에도 노화가 일어나서 늙은 음식물이 만들어질 수도 있다는 것이다. 따라서 장수자들처럼 영양소의 파괴가 없는 신선한 음식물을 섭취하는 것이 노화를 늦추는 데 도움이 될 수 있다.

육체의 감소와 정신력의 감소가 동시에 나타나기 때문에 이 감소 속도를 최대한 늦추기 위해서는, 첫째, 활동량을 예전과 같이 유지하도록 노력하고, 둘째, 활동량을 유지할 수 있을 정도의 식사량을 해야 하며, 셋째, 각종 영양소 섭취는 충분해야 한다. 넷째, 섬유질이 함유되어 있는 야채와 과일 섭취를 늘리도록 하고, 다섯째, 신선한 음식물 섭취를 증가시키도록 하는 것이 좋다.

보다 중요한 것은 즐거운 마음으로 음식을 먹고 긍정적이고 적극적인 자세로 인생을 사는 것이다.

19 뇌에 좋은 음식

건강-장수를 결정하는 우리의 두뇌를 건강하게 하려면 어떤 음식을 먹어야 할까?

뇌를 위해선 1차적으로 충분한 탄수화물 음식을 섭취해야 한다. 대표적인 것이 쌀밥이다. 탄수화물 음식은 뇌의 신경세포가 활동하는 데 필요한 에너지를 제공하기 때문이다. 쌀밥이나 콘푸레이크와 같은 탄수화물 음식은 뇌 신경세포가 활동하는 데 필요한 에너지를 제공해 줄 뿐만 아니라 사람의 기분에 영향을 미칠 수 있는 것으로 알려지고 있다. 우울할 때 탄수화물 음식이 도움이 된다는 것이다.

탄수화물이 풍부하고 단백질이 적게 함유되어 있는 음식은 췌장으로부터 인슐린 호르몬 분비를 촉진시킨다. 이 인슐린 호르몬은 간이나 근육의 아미노산을 혈액으로 내보내게 되는데 이때 트립토판이라는 아미노산은 뇌에 들어가서 〈세로토닌〉이라고 하는 신경전달물질을 만드는 원료로 사용된다.

이 세로토닌은 감정과 행동, 수면, 통증을 조절하는 중요한 신경전달물질이다. 우리의 기분을 적절하게 유지해줄 뿐만 아니라, 깊은 수면을 이루게 해주고, 아픔을 잊게 조절해 주는 진통효과도 가지고 있다. 따라서 이것이 부족하게 되면 우울증이 발생되고 수면장애가 올 수 있을 뿐만 아니라 조그마한 자극에도 통증을 잘 느끼게 된다. 반면 과하게 될 때는 환각과 기분의 상승, 쾌락이 나타나게 되며 통증에 대한 반응이 아주 무뎌진다.

또한 월경시의 통증과 긴장으로 고생하는 여성에게도 이런 탄수화물 음식은 우울, 통증과 긴장을 줄여주는 데 효과가 있다고 한다. 물론 과도한 당분 섭취는 당뇨병 등의 성인병과 관계되기 때문에 좋지 않지만, 적절한 당분 섭취는 뇌 건강 유지에 아주 긴요하다.

지방은 모든 세포막의 구성 성분으로서 특히 신경세포막의 정상기능을 유지해 주는 필수 성분이다. 모든 장기 중에서 뇌만큼 지방을 많이 함유하고 있는 장기는 없기 때문에 그만큼 신경전달이나 신호전달에 지방이 중요한 것이다. 지방은 단순한 세포막의 구성성분이 아니라 신경기능의 핵심이다.

〈이노시톨 인지질〉은 신경세포를 포함한 거의 모든 세포의 신호전달에 핵심적인 역할을 담당하고 있다. 한 신경세포에서 다른 신경세포로 어떤 신호가 전달될 때에 이 인지질이 중요한 역할을 담당하고 있다. 이 인지질이 부족하게 되면 신호전달기능에 중요한 차질이 빚어져서 세포가 성장하고 교신하는 데 지장이 오게 된다. 또한 〈레시틴〉이라는 인지질은 뇌에 들어가서 중요한 신경전달물질인 아세틸콜린을 만드는 데 원료로 사용된다.

이 아세틸콜린 신경전달물질은 학습과 기억, 운동과 감각기능을 하는 데 중요한 역할을 담당하고 있다. 노인성 치매 환자의 뇌에서는 이 아세틸콜린 신경계가 초기부터 많이 망가져 있기 때문에 새로운 것을 학습

하고 기억하는 기능에 심각한 장애가 온다. 이때 치매 환자에게 레시틴이나 레시틴이 많이 함유되어 있는 음식을 주면 기억 기능이 좋아진다는 보고도 있다. 레시틴은 달걀노른자에 많이 함유되어 있으며 적지만 물고기, 시리얼 등에도 함유되어 있다. 다른 부작용도 있지만 이런 의미에서 달걀은 물고기와 더불어 좋은 뇌음식이라고 할 수 있다.

요사이 많이 이야기되고 있는 DHA도 지방에 함유되어 있는 지방산으로 뇌에 많이 함유되어 있는 것으로 밝혀지고 있다. 이러한 음식이 특히 학습과 기억에 좋은 영향을 미치는지는 학자들마다 상이한 보고를 하고 있기 때문에 확실히 말할 수 없지만 가능성은 있는 것 같다.

그 동안 지방은 고지혈증, 동맥경화증, 고혈압, 허혈성 심장질환의 주범으로 지목되어 무조건 기피하는 경향이 많았다. 그러나 지방 소비량이 증가할수록 사망률이 떨어진다는 보고도 많이 있다. 과거 1인당 1일 지방 소비량이 20g일 때 평균수명은 40세 정도였고, 60g일 때 55세, 100g 정도일 때 65세, 140g일 때 67세, 그 이상일 때는 다시 감소

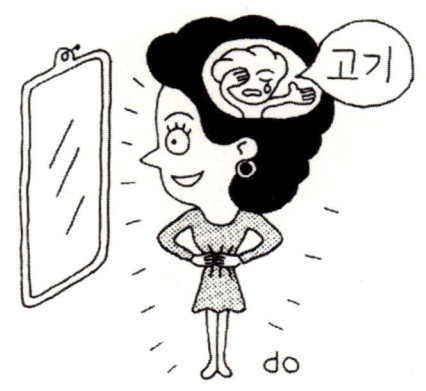

한다는 사실을 시네트 박사와 로드 박사가 보고하였다. 또한 지방 섭취량이 40 g 이하일 때는 인구 1,000명당 사망률이 100, 60-80 g일 때는 65명, 100-120 g일 때는 60명 정도로 사망률이 감소한다는 보고도 하였다.

즉 어느 정도의 지방 섭취는 장수에 도움이 된다는 말이다. 따라서 지방 섭취를 너무 줄이는 것은 우리의 뇌 건강 유지와 장수에 도움이 되지 않는다.

20 비타민이 노화를 억제한다

　산소는 우리가 살아가는 데 없어서는 안 되는 생명의 필수품이다. 산소가 부족하면 우리 신체 세포는 호흡할 수도 없고 대사가 일어나지도 않아 서서히 죽어간다. 이렇게 고마운 산소도 너무 과하게 생성되어 작용하면 조직세포에 독 작용을 미치게 되어 오히려 세포의 사멸을 촉진하게 된다.
　일산화탄소(연탄가스) 중독시 산소를 공급하기 위해 환자를 고압의 산소 챔버에 갑자기 너무 오래 노출시키면 특히 뇌세포에 해독을 미칠 수 있다. 심장 혈관이나 뇌혈관이 막힌 후 갑자기 막힌 부위를 뚫리게 하여 혈류 순환을 증가시키면 산소가 부족한 부위에 손상이 증가할 수 있다. 이 모든 해독효과가 바로 대사중에 생성된 유리(활성) 산소기 때문에 생기는 것으로 알려지고 있다. 활성 유리산소기는 우리 조직세포의 독이라고 이야기할 수 있다. 이 유리산소기가 과도하게 발생함으로써 조직세포가 늙어가게 되고, 암이 생기며, 각종 퇴행성 질환이 생긴다는 주장이 설득력 있게 받아들여지고 있다. 이 유리산소기의 생성을 억제하는 물질을 항산화물질이라고 부르고 있으며 비타민 A(베타카로틴), C, E

가 대표적인 항산화제로 알려지고 있다. 시험관에서의 연구 결과들은 비타민 A, C, E가 유용한 노화 억제제가 될 가능성을 강하게 시사해주고 있다.

최근 미국 텍사스 대학의 팬디 박사는 음식에서 비타민 C나 베타카로틴을 많이 섭취하는 중년 남자들은 섭취량이 적은 사람보다 사망률이 낮다고 보고하였다. 팬디 박사팀은 1950년대 후반 전기회사에 근무하는 40-55세 사이의 남성 1,566명에게 식사 및 건강에 관련된 사항들을 질문하였다. 그 후 24년 동안 비타민 C 및 베타카로틴의 함량이 높은 음식을 섭취한 남성은 동종의 음식 섭취량이 낮은 남성에 비해 암으로 인한 사망률은 37%, 관상동맥 질환에 의한 사망률은 30% 정도 낮았다고 보고하였다. 다른 대규모 조사에서는 여성들도 베타카로틴 복용이 심혈관 질환 예방에 효과가 있음을 밝히고 있다.

팬디 박사의 조사에서 건강에 좋은 식사를 하고 있던 남성의 매일 비타민 C 섭취량은 권장량의 두 배 정도인 138 mg이었고 베타카로틴 섭취량은 5.3 mg이었다. 이런 조사결과에 대해 미국 심장협회 영양위원회 위원장인 버클리 대학의 로날드 크라우스 소장은 과일이나 야채의 섭취와 심질환 및 암과의 관련성을 조사한 지금까지의 여러 연구 결과와 일치하며 항산화물은 음식에서 섭취하는 것이 좋다고 이야기하였다.

따라서 우리들은 암이나 심혈관 질환에 걸리지 않고 오랫동안 무병장수하기 위해서는 신선한 공기 속에서 영양 불균형이 초래되지 않도록 조심하면서 과일이나 베타카로틴이나 비타민 C나 E가 많이 함유되어 있는 야채 섭취를 늘리는 것이 좋다.

21 비만은 장수의 최대의 적이다

    비만이 성인병과 노인병 발생에 크게 기여하고 있다는 사실에는 많은 과학자들이 동의하고 있다. 성인병과 노인병 발생 이외에도 비만은 태어나는 태아의 신경계 발달에도 영향을 크게 미친다는 사실이 보고되고 있어 충격을 주고 있다.

    최근 미국 의학협회지에 발표된 보고에 의하면 〈임신 전에 비만으로 확인된 여성에서는 그렇지 않은 여성에 비해 신경관 결손아이(둘로 나누어진 2분 척추)를 출산할 위험이 높으며 신경관 결손 발병 위험을 억제하는 것으로 알려진 거대적혈구 빈혈치료제인 엽산 보충도 비만 여성에서는 효과가 없다〉고 발표하고 있다.

    체중 80-90kg인 여성이 신경관 결손아이를 출산할 위험은 체중 50-59kg인 정상 여성의 약 2배에 달한다고 보고하고 있다. 또 임신기간 중에 거대적혈구 빈혈치료제인 엽산 400μg을 복용하였을 때 체중 70kg 미만인 군에서는 신경관 결손 위험이 40% 저하되지만 비만 여성군에서는 발병 위험 저하가 보이지 않아 결과적으로 비만 여성에서는 신경관 결손아이 출산 위험이 3배 이상 높다고 말하고 있다. 또 다른 연구에서도

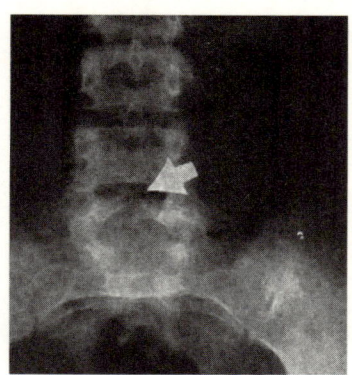

화살표로 표시된 척추 부위가 둘로 나누어진 이분 척추

비만지수 body mass index가 $29\,kg/m^2$ 이상인 여성에서의 위험이 대조군의 2배라고 보고하고 있다.

미국 앨라배마 대학의 골덴버그 박사는 〈지금까지의 여러 가지 연구에서도 비만과 신경관 결손아이 출산 위험 사이에 상관 관계가 깊다는 것을 보여주고 있다〉고 이야기하고 있다. 골덴버그 박사는 〈엽산의 투여량을 늘려도 비만 여성에서의 신경관 결손아이 출산 위험 증가에 관계하는 미지의 요인을 억제하기란 불가능할 것 같다〉고 결론내렸다.

최근 세계 보건기구 WHO에서는 비만을 질병으로 분류할 예정이라고 발표하였다. 앞에서 이야기한 것처럼 이제 비만은 정상이 아니라 치료를 받아야 할 질병이며 많은 성인병과 노화 질환의 원인 인자가 되고 있다. 따라서 비만을 정상의 한 극단으로 생각하지 말고 장수를 위협하는 최대의 질환으로 생각하고 적극 대처하는 것이 좋다. 특히 비만 여성은 임신 전에 감량하도록 노력하는 것이 정상적인 아이를 갖는 데도 중요하고 장수하는 데도 도움이 된다는 사실을 명심해야 한다.

22 멜라토닌, 과연 신비의 노화방지약인가

　뇌가 만드는 호르몬 멜라토닌이 건강식품과 만병통치약으로 최근 미국에서 붐이 일어나고 있다. 미국에서는 노화방지약, 치매치료제, 정신병 치료제 심지어 에이즈나 암에도 효과가 있다는 책이 등장할 정도로 인기를 끌고 있다. 이웃 일본에서도 잡지나 책에서 널리 소개되고 있으며 해외 여행시 선물로 사오는 사람들이 날로 증가하고 있다. 과연 멜라토닌이 기적의 약인가? 최근 유명한 과학지 《네이처 *Nature*》와 《세포 *Cell*》에 멜라토닌의 이러한 효과가 과장되어 있거나 잘못 해석되고 있다고 강력히 비판하는 글이 실렸다.
　그러면 멜라토닌은 어떤 호르몬인가를 알아보기로 하자
　멜라토닌 호르몬은 낮과 밤을 구별지워 주는 호르몬이다. 밤이 되면 멜라토닌 생성이 시작되면서 우리 몸에 밤이 되었음을 알려준다. 뇌신경 활동이 둔화되면서 자연스럽게 다른 호르몬이나 신경전달물질과 같이 수면을 유도해 주는 물질이다.
　멜라토닌은 뇌 중앙 깊숙한 곳에 자리잡고 있는 송과선이라는 곳에서 분비된다. 낮 12시간 동안은 분비되지 않고 밤 12시간 동안 분비된다.

대량 하루에 0.3mg 정도 분비되지만 분비 즉시 대부분 대사되어 버리고 혈 중에는 3백만의 1 정도 소량만 존재한다. 사람은 멜라토닌이 분비되면 밤인 줄 알며, 밤에 주로 활동하는 쥐는 멜라토닌이 분비되면 오히려 활발히 활동해진다. 즉 사람과 쥐는 멜라토닌에 관해서는 정반대의 작용을 가지고 있다. 대부분의 멜라토닌 효과에 대한 연구는 쥐를 대상으로 한 연구이기 때문에 이 효과를 사람에게 확대 적용하는 것은 문제가 있다는 것은 너무나 자명한 일이다.

시험관이나 쥐 실험에서 멜라토닌은 유리 활성 산소를 방어하는 강한 항산화 작용을 나타내는 것으로 보고되고 있다. 앞에서 말한 바와 같이 유리 활성 산소는 암, 노화과정 및 치매 등의 발생에 깊은 연관을 가지고 있다.

멜라토닌의 양을 연령별로 보면 5-6세에 가장 높고 그 이후로는 차츰 감소한다. 이런 이유에서 멜라토닌을 보충하면 노화를 방지할 수 있을 지도 모른다는 추측이 나왔으며 쥐를 통한 실험이 실시되어 멜라토닌 붐이 시작되었다. 과연 시험관과 쥐에서 나타나는 멜라토닌의 항산화작용이 우리 생체 내에서도 일어나는지는 아직 밝혀지지 않고 있다.

여러 가지 보고된 멜라토닌의 효과 가운데서 〈시차병〉에 일부 효과가 있다는 것은 인정받고 있는 것 같다. 장거리 비행 후 낮과 밤 시간이 바뀌어 며칠 동안은 밤이 되어도 낮으로 잘못 알고 멜라토닌을 분비하지 않기 때문에 잠을 못 이루는 사람들이 많다. 이 같은 시차병(제트래그)에는 도착한 날 저녁부터 취침 전에 한번씩 멜라토닌을 먹으면 수일 내 밤과 낮의 리듬이 빨라 정상화 될 수 있다. 사람에 따라 3mg-10mg에 효과가 있다고 보고되고 있다. 그러나 다른 원인으로 인한 불면증에는 효과가 크지 않은 것 같다.

선진 외국에서는 음식으로 먹을 수 있는 것은 별 다른 부작용이 없는 한 보건건강 식품으로 허가받는다. 멜라토닌도 소의 추출물이라 하여 보건식품으로 허가를 받았다. 아직 뚜렷한 부작용은 보고되고 있지 않다. 미국 식품위생국 FDA에서는 인정할 만한 약효가 나오게 되면 약의 입장에서 정식 규제를 하게 될 것이다. 그렇게 되면 보건식품으로서의 위치는 중지되고 약으로 재허가를 받아야 한다. 미국에서는 한 중소제 약회사가 현재 임상 1단계를 추진하고 있으며 적응증은 수면제로 되어 있다. 아직 약효나 약리작용 등의 내용이 미약하기 때문에 약으로 성공할 수 있을지는 극히 의문이다. 따라서 현 단계에서는 멜라토닌이 시차병 외의 다른 효과, 즉 노화방지 효과, 암예방 효과, 치매 예방효과 등에서는 인정하기가 곤란하다.

23 DHA, 과연 두뇌에 좋은가

 등푸른 생선에 많이 포함되어 있는 물질인 DHA가 머리를 좋게 해서 학습능력을 높여주고 동맥경화나 치매와 같은 노화과정을 예방할 수 있다고 하는 데 과연 그러한가?
 DHA는 물고기나 조개류 이외의 소고기, 돼지고기 등의 육상 동물조직에서는 많이 발견되고 있지 않다. 물고기에 특히 DHA가 많은 이유는 물속의 동물성 플랑크톤이 DHA의 전신물질인 알파리놀렌산을 많이 가진 식물 플랑크톤을 먹은 뒤 DHA를 합성하는 데 이를 물고기가 먹이로 이용하기 때문이다.
 1970년대 덴마크의 뱅 박사팀이 그린란드 에스키모인과 덴마크 백인을 대상으로 실시한 역학조사 결과 수산식품을 주식으로 생활하고 있는 그린란드 에스키모 원주민들은 육식 중심의 덴마크 백인에 비하여 성인병이 아주 적게 발생한다는 사실이 밝혀졌다. 등푸른 생선에 포함되어 있는 DHA(도코사헥사엔산)와 EPA(아이코사펜타엔산) 등과 같은 오메가-3 고도 불포화 지방산이 성인병 예방에 관계한다는 사실이 보고된 이후 많은 연구가 진행되었다.

영국의 크로포드 박사는 〈DHA가 인간 뇌조직의 지방세포에 약 10% 쯤 포함되어 있고 단백질 대사와 합성에 관계하는 소포체 막에 많이 포함되어 있으며 치매 환자 뇌에서는 양이 현저하게 줄어든다. 또 DHA가 부족하면 태아 두뇌 발육이 늦어지기 때문에 미숙아 뇌에서는 DHA양이 적다〉고 주장하였다. 쥐를 대상으로 한 실험에서도 DHA를 먹인 쥐는 안 먹인 쥐보다 미로를 더 쉽게 찾는다는 사실이 보고되고 있다. 이와 같이 DHA는 신경회로망의 구성과 재건에 관계한다고 주장되고 있다.

DHA는 불포화지방산의 하나로 콜레스테롤을 저하시켜 혈전을 방지해 각종 성인병을 예방한다는 주장도 나오고 있다. 이런 항혈전 효과로 뇌 혈류의 흐름이 원활하게 이루어져 중풍과 혈관성 치매 예방 효과가 나온다는 설명이다. 또한 최근 DHA가 장거리 육상선수들의 지구력을 향상시킨다는 연구 결과가 일본에서 나와 관심을 모으고 있다. 일본 준텐도 대학 스포츠 건강과학부 연구팀은 지난해 7월부터 10월까지 DHA가 포함되어 있는 식품을 1만 미터 달리기 선수 14명에게 복용시킨 결과 전 선수의 평균기록이 51초 이상 단축되었다는 보고를 하였다. 장거리 달리기는 체내의 산소 운반 능력에 크게 좌우를 받는데 DHA와 EPA가 모세혈관에 산소를 충분히 공급해주기 때문이라고 설명하고 있다.

그러나 DHA는 뇌세포에 비교적 많이 포함되어 있기 때문에 장애를 일으킬 정도로 결핍되는 경우가 임상적으로 발견되고 있지 못하며 DHA가 정상인에서 기억력을 증가시키거나 치매 환자에서 인지기능을 좋게 한다는 확실한 증거가 아직 없다.

현재의 과학적인 증거로 볼 때 두뇌에 좋다거나 성인병과 치매 예방에 좋다고 확실하게 말할 수 없다. 그러나 DHA는 신경세포에 다량 함유되어 있기 때문에 신경세포막의 구성과 유지에는 일부 역할을 하리라 생각할 수 있다. 따라서 DHA가 결핍될 수 있는 심한 영양실조일 때는 DHA를 공급해주는 것이 신경세포의 구조와 기능을 유지하는 데 필요하리라 생각되지만 보통의 경우에는 DHA 공급이 필수적이지는 않는 것 같다. 치매와 같이 대량으로 신경세포가 파괴되는 경우에 DHA가 중요한 방어 작용을 하리라고는 현재 생각할 수 없지만 일부 신경세포의 기능 유지에 작용할 가능성은 있다. 따라서 광우병(프리온 병)과 관계가 있는 등 최근 문제가 되고 있는 육류 섭취를 줄이고 해산물 섭취나 채소류 섭취를 늘려서 균형 있는 식사를 하는 것이 두뇌 건강과 장수에 도움이 될 것이다.

24 술은 두뇌에 어떤 영향을 끼칠까

　술이 우리 몸에 이로운가 해로운가 하는 문제는, 이 세상의 어떤 약도 적당량을 적절히 사용할 때는 보약이 될 수 있으나 많은 양을 잘못 사용할 때는 독약이 될 수 있다는 사실을 생각해 본다면 어렵지 않게 답을 구할 수 있다.
　물도 우리가 살아가는 데 없어서는 안될 생명수지만 과량을 마실 때는 생명을 잃을 수도 있는 독약이 된다는 사실은 만고불변의 진리다. 마찬가지로 술(알코올)도 적당량을 먹을 때는 긴장되고 피로한 정신과 육체를 풀어줌으로써 새로운 생활의 활력소와 에너지를 제공해 준다는 사실이 약리학적으로 잘 입증되고 있다. 그렇지만 도를 지나쳐 과량을 장기적으로 복용하면 알코올중독자가 되어 본인은 물론 가정과 사회에 막대한 폐를 끼친다.
　예로부터 나이 많은 어른들이 식사 때마다 반주 한잔을 곁들임으로써 식욕을 돋구고 소화를 촉진시켜서 장수를 누릴 수 있다는 것도 일부는 인정받고 있다. 이럴 때의 술은 정말 약주(藥酒)도 되고 양명주(養命酒)의 구실도 한다고 볼 수 있다.

최근의 연구 결과에 의하면 적당량의 술은 몸에 이로운 혈액 속의 고밀도리포단백질 HDL 함량을 증가시키고 몸에 해로운 저밀도리포단백질 LDL의 함량을 감소시킴으로써 심근경색증이나 협심증과 같은 심장병과 동맥경화증의 예방에 도움을 줄 수 있는 것으로 보고되고 있다. 뿐만 아니라 알코올은 g당 7Kcal의 에너지를 내는 음식으로서의 역할도 한다. 기진맥진해서 쓰러진 사람에게 술을 먹여서 기운을 차리게 하는 것도 이런 효과 때문이다. 그러나 알코올에는 여러 가지 필수영양소가 없기 때문에 알코올 섭취를 통해서 전적으로 에너지를 얻으려고 하다가는 여러 가지 질병을 얻을 수 있다.
　알코올이 우리 신체에 미치는 여러 가지 약리학적 효과 중에서 가장 현저한 효과를 나타내는 장기는 뇌 신경계다. 근본적으로 알코올의 작용은 마취제의 작용과 비슷하다. 저용량의 섭취 때는 뇌의 억제성 신경계가 먼저 마취됨으로써, 억제되었던 사고나 행동이 풀려서 나타나게 된다. 옛날 이태백이 한잔 술을 마시면서 내재하고 있던 좋은 시상을 떠올려서 명시를 남겼던 일이나 한 손으로 포도주를 마시면서 악상을 썼던 슈베르트의 경우는 술의 이러한 효과를 잘 이용한 예이며, 난폭한 행동을 하여 주위에 물의를 일으키는 경우는 이러한 효과를 나쁘게 표출한 대표적인 예라 하겠다.
　다량의 술은 억제성 신경세포뿐만 아니라 자극성 신경세포까지 모두 마취시킨다. 옛날 서부개척시대에 몸에 박힌 총알을 빼내기 위하여 사용하였던 가장 손쉬운 마취제가 독한 술이었다는 것은 널리 알려진 사실이다.
　알코올은 고대로부터 즐거움을 주는 물질, 인간의 행동 변화를 초래하는 물질로 잘 알려져 왔다. 즉 가장 오랜 역사를 가진 인간의 마음을 변화시키는 물질로 인식되어져 왔다. 여러 가지 어려운 문제를 해결하기 위하여, 매일 받는 사회적 스트레스를 잊기 위하여, 축제 분위기를 고취시키기 위하여 고대로부터 술은 우리 인간 생활에 뗄 수 없는 필요한 존재가 되어 왔다.

한잔의 술이 중요한 역사적 사건을 일으키기도, 해결하기도 하였으며 개인의 행 불행을 좌우하기도 하였을 뿐 아니라 인류문화 창조에 긍정적인 기여를 한 것도 부인하지 못할 것이다. 그러나 앞에서 말한 것처럼 도를 지나쳐 계속 마시게 되면 중요한 자아가 마취되어 심각한 정신적 신체적 장애가 나타날 뿐만 아니라 사회 생활이 엉망이 된다는 것은 너무나 잘 알고 있는 사실이다.

알코올에 의한 만성적인 뇌 손상은 성인에게 정신 장애를 일으키는 원인 중 노인성 치매(알츠하이머 병=노망) 다음으로 많다. 즉 뇌가 위축되고 신경세포의 기능이 많이 떨어져서, 사고능력 및 기억력이 감소할 뿐 아니라 언어장애, 성격장애도 나타날 수 있다. 다시 말하면 노망이 일찍 나타날 수도 있다는 것이다. 비록 정신장애가 없다 하더라도 알코올 중독자의 뇌 특수촬영에서는 이상 소견을 발견할 수 있다는 사실을 명심해야 한다.

알코올은 노르아드레날린 신경전달물질이 신경세포로부터 유리되는 것을 억제시키는 것으로 알려져 있다. 현재 이 신경전달물질의 감소로 우울증이 발생한다고 믿고 있기 때문에 만성적 알코올 섭취는 우울증을 일으킬 수 있는 것으로 생각되고 있다. 뿐만 아니라 우리 뇌에서 흥분을 억제시켜 경련발작을 억누를 수 있는 GABA 신경전달물질계를 억제시킴으로써 가끔 만성 알코올 섭취자에서 경련발작을 볼 수 있다. 같은 이유로 억눌렸던 욕구불만이 쉽게 터질 수 있으며 잘 제어되지 않는 난폭한 행동이 나타날 수 있는 것이다.

　1시간에 한두 잔 마시는 술이 섬세한 기술을 요하는 행동에 지장을 초래할 수 있다. 하루 일과가 끝난 다음에 마시는 약간의 술은 하루종일 시달렸던 몸과 마음의 피로와 긴장을 풀어주는 역할도 하지만, 피로할 때 마신 술은 보통 때보다 특히 운전과 같은 섬세한 기술에 더 큰 영향을 미칠 수 있기 때문에 아주 피곤할 때는 술보다 휴식이 더 큰 활력소가 된다는 것을 명심해야 한다. 피곤할 때는 뇌 신경세포의 활동성이 저하되어 있기 때문에 적은 양의 알코올로도 뇌 신경세포는 금방 활동성과 반응성이 더욱 저하되게 된다. 따라서 피곤하지 않을 때보다 알코올에 의해 뇌신경 세포는 더욱 쉽게 마취되어 바람직하지 못한 행동이 나타날 수 있다.

　술을 먹을 때 많은 사람들이 담배를 같이 피우는 경우가 많다. 이 경

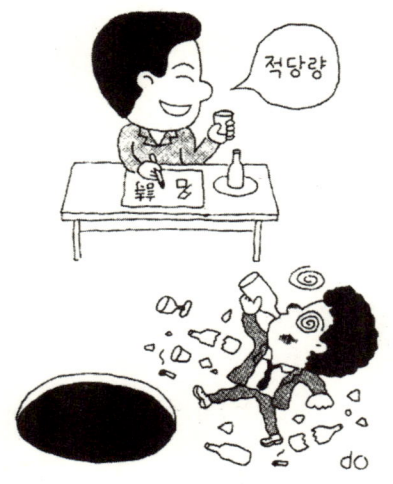

우 술만을 마실 때보다 청각기능에 더 큰 장애가 올 수 있다는 것을 최근의 연구 결과들이 밝혀내고 있다. 또한 앞에서 지적한 바와 같이 술도 일종의 마취제이기 때문에 신경세포의 활동성을 저하시키는 신경안정제나 수면제를 술과 같이 복용할 때는 그 효과가 항진되기 때문에 조심하여야 한다. 평소에 신경안정제를 과량 복용하던 사람이 술에 만취될 경우 생명중추의 마비로 목숨이 위태로울 수 있다.

또한 알코올은 면역반응과 생체의 방어기전에 중요한 백혈구 수도 감소시키기 때문에 각종 감염성 질환이 높게 발생된다. 따라서 감기에 걸렸을 때 술을 마시는 것은 저항력이 감소될 수 있기 때문에 현명한 일이 되지 못한다. 생체 저항력을 증가시키기 위해서는 휴식이 최선이다.

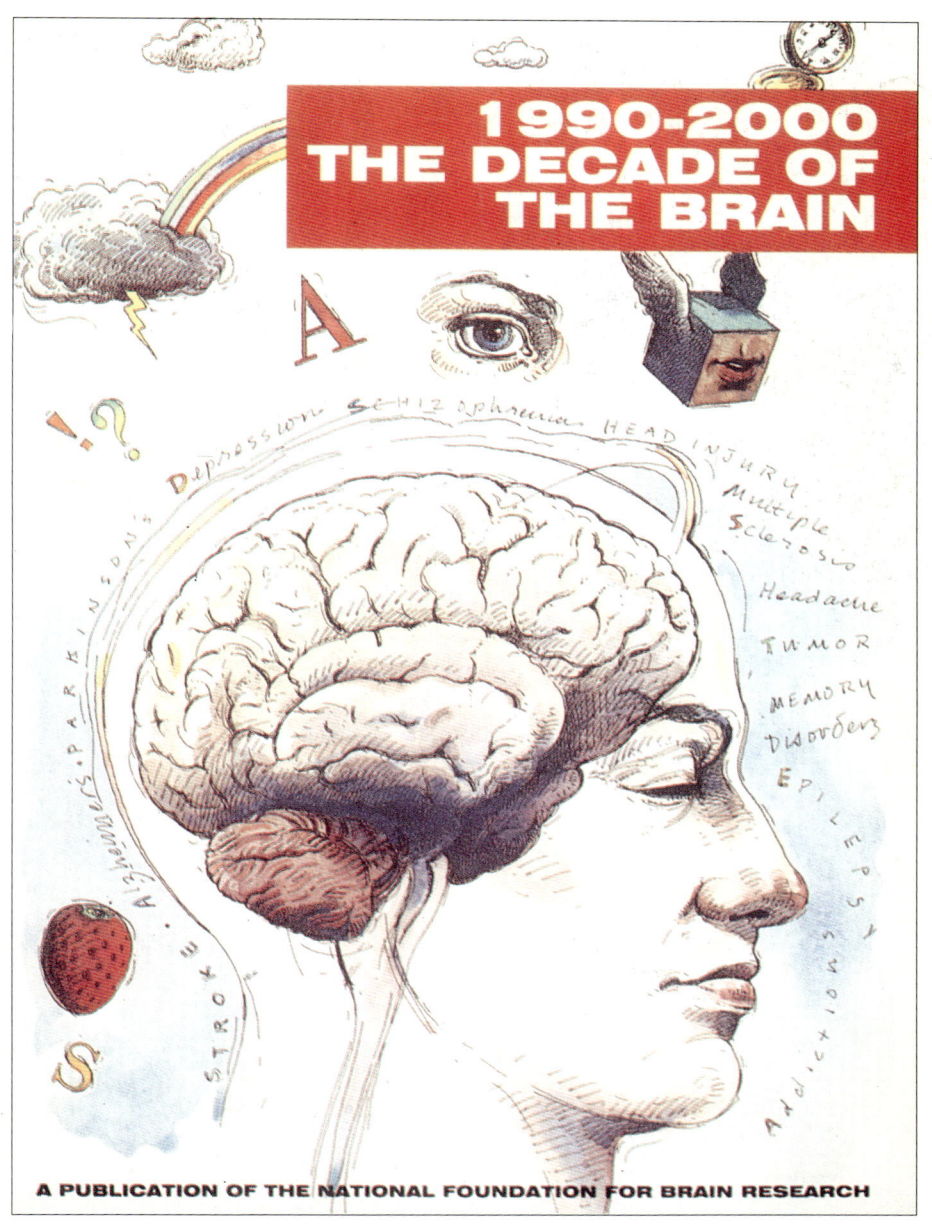

뇌 과학 10년을 기념하는 포스터. (1장)

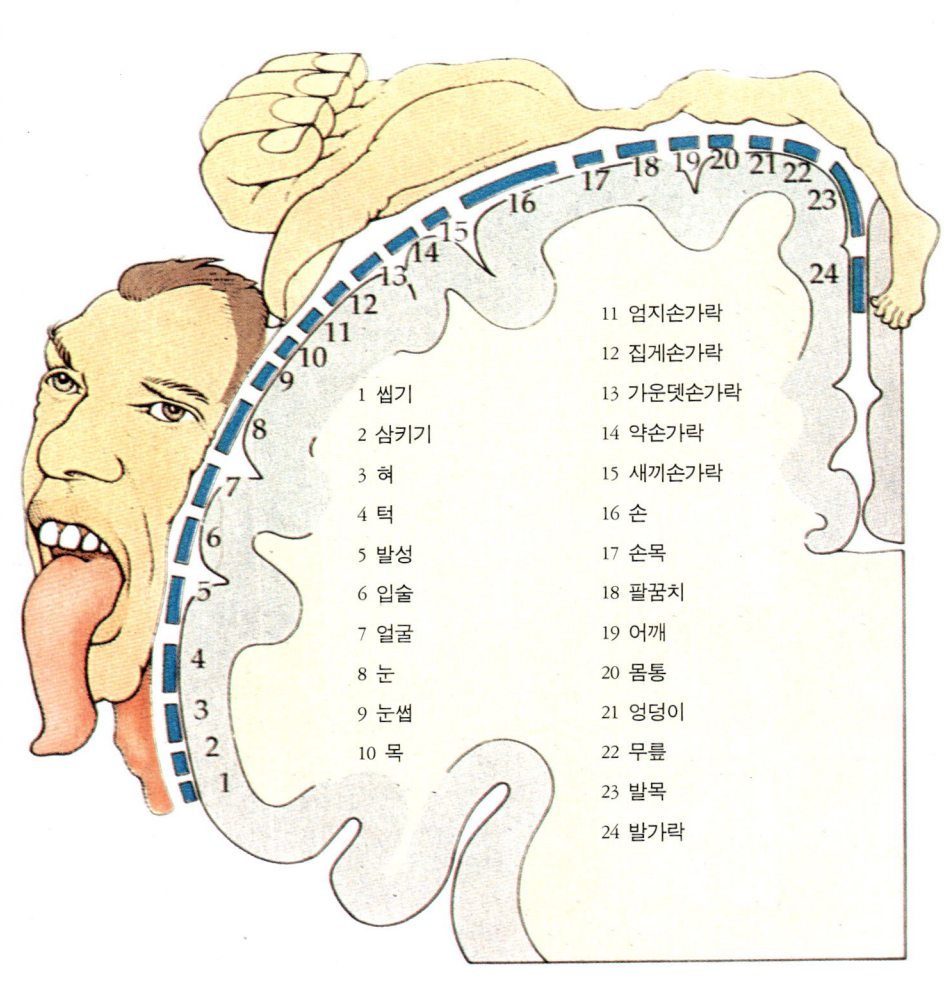

각 신체를 담당하는 부위를 나타낸 뇌 지도. (8장)

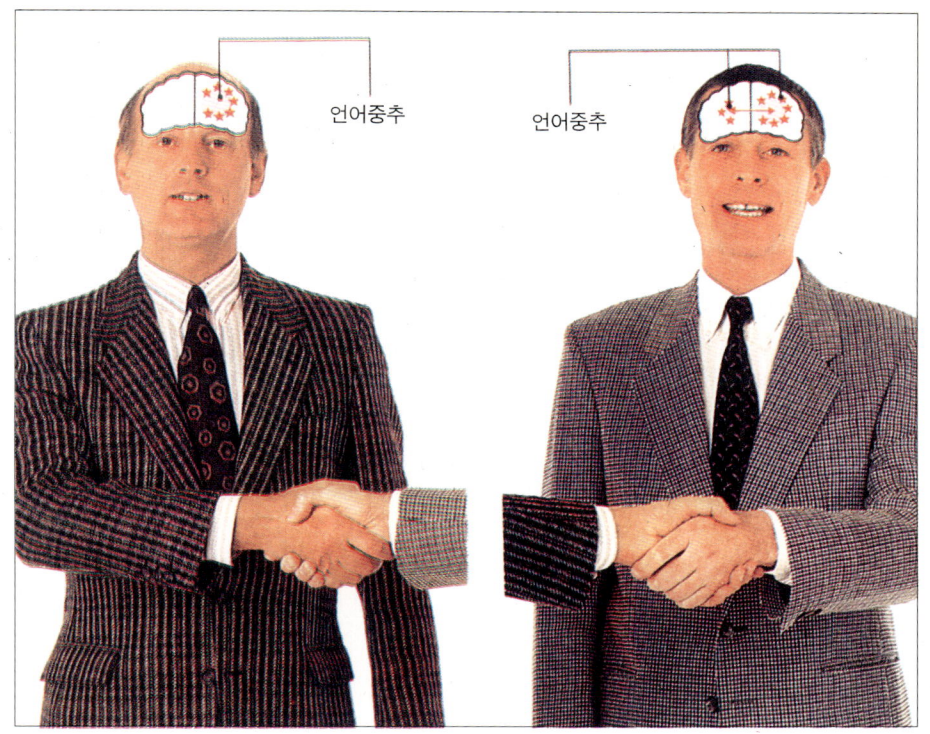

오른손잡이의 99%는 언어 영역이 좌측에 있다. 그러나 왼손잡이의 언어 영역은 약 3분의 2가 좌측에, 3분의 1은 우측 뇌에 있기 때문에 양쪽 뇌가 보상할 수 있다. 따라서 양손을 다 쓰도록 노력하는 것이 필요하다. (9장)

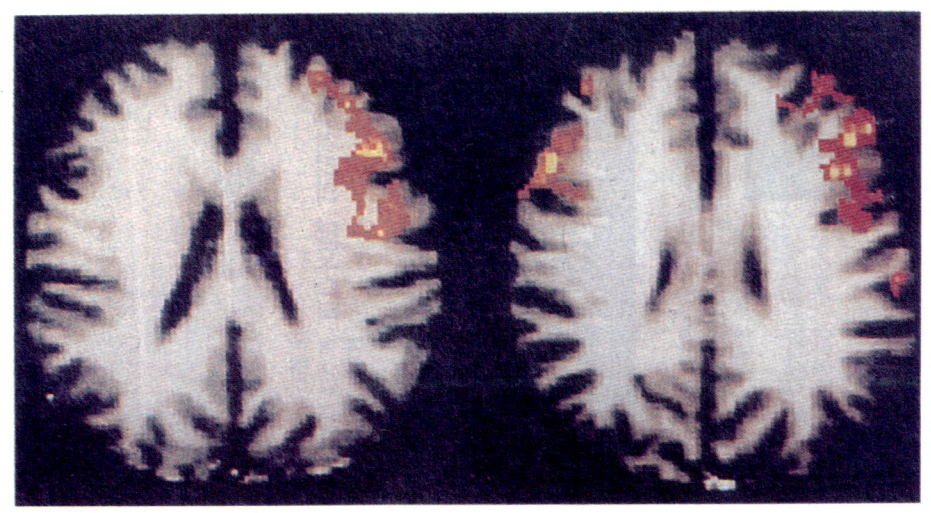

남자와 여자의 뇌 언어활동. 자기공명단층촬영한 남자 뇌(왼쪽)와 여자 뇌. 사진의 붉은 색과 노란색 부분은 피실험자가 다양한 언어활동을 하는 동안의 뇌 활동을 보여주는 것으로, 남자가 좌뇌를 주로 사용하는 데 비해 여자는 좌우뇌를 모두 사용한다는 가설을 뒷받침하고 있다. (11장)

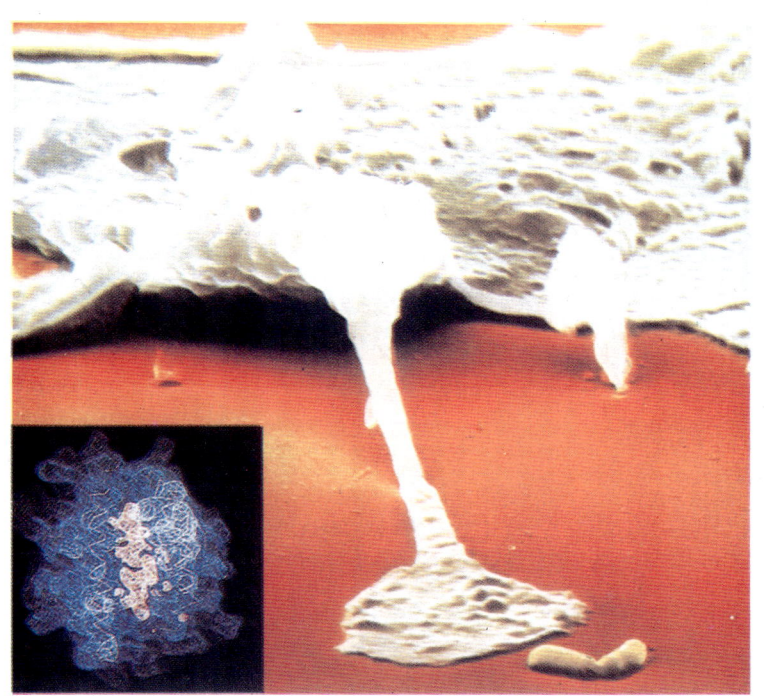

세균을 잡아먹고 있는 대식세포. (29장)

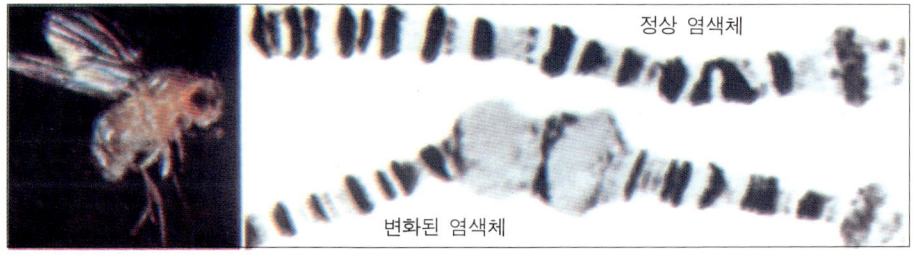

초파리 염색체의 변화. 고온 스트레스를 주면 초파리 염색체 일부분이 부풀어 오른다. (29장)

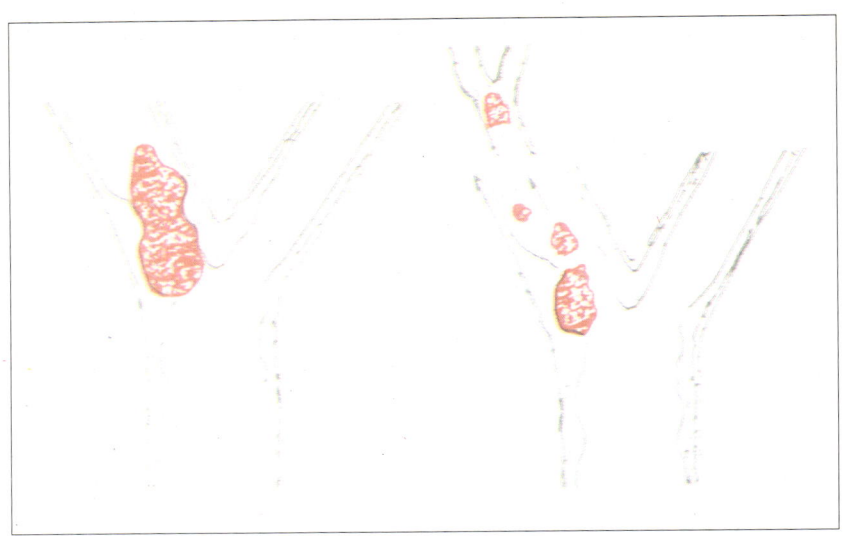

혈전에 의한 뇌괴사(왼쪽)와 전색에 의한 뇌괴사. (35장)

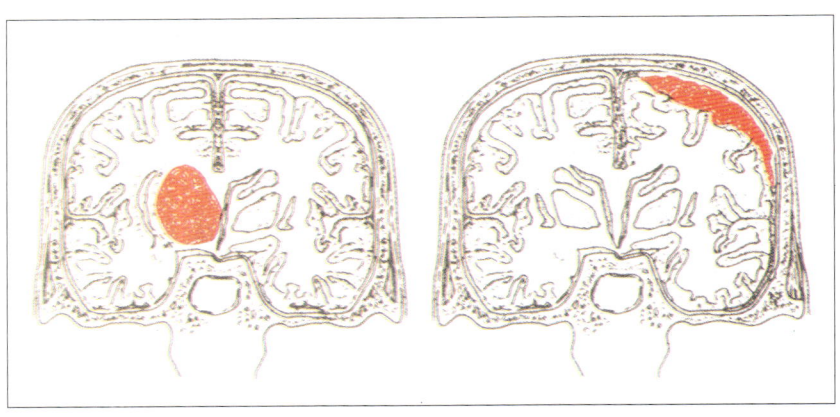

뇌출혈(왼쪽)과 지주막하출혈. (35장)

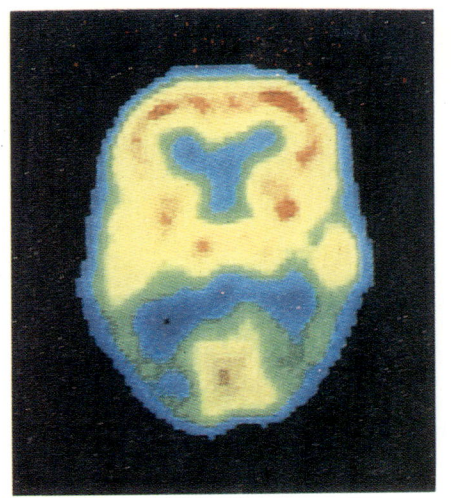
정상인의 뇌

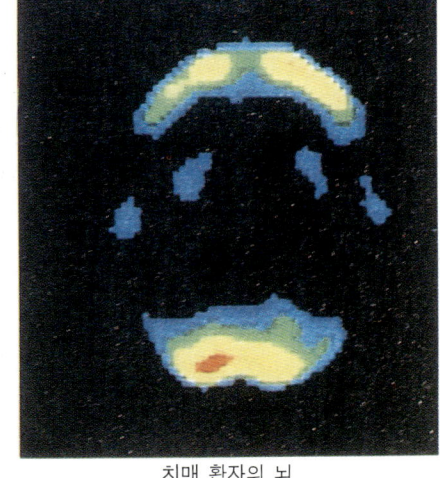
치매 환자의 뇌

양전자방출 단층촬영술(PET)로 본 치매 환자 뇌의 파괴. (38장)

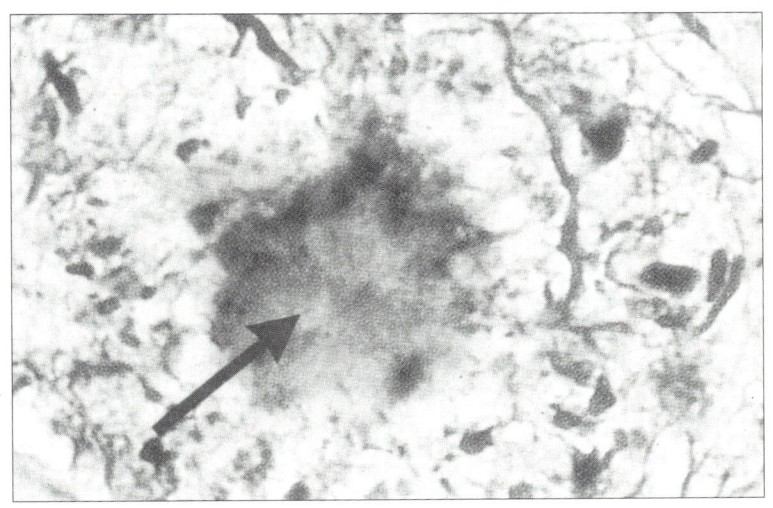
알츠하이머 치매 환자의 뇌 병리조직. 신경세포 가지가 망가지고 가운데에 베타 아밀로이드 단백질(화살표)이 침착되어 특징적인 〈신경반〉을 형성한다. (38장)

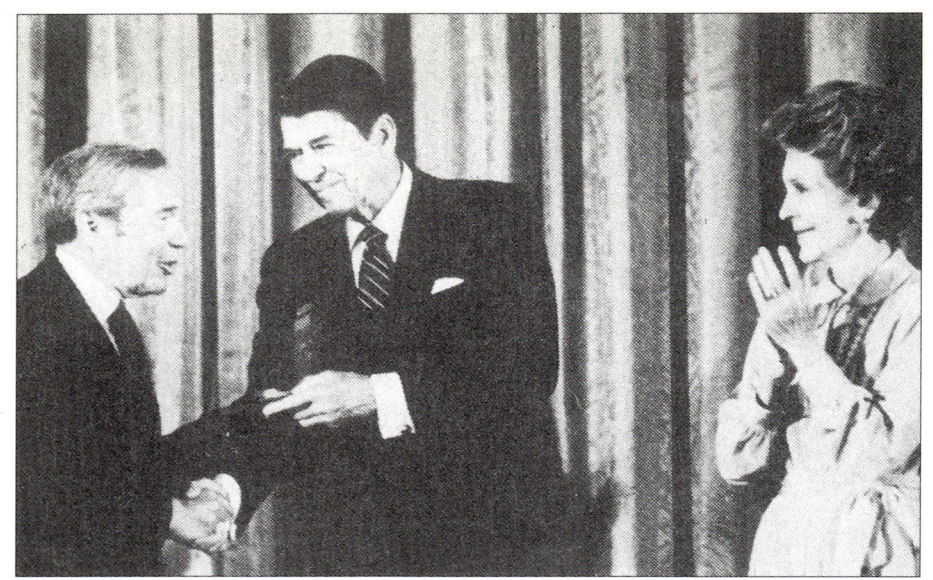

레이건 대통령이 재임시(1986) 미국 치매협회 창립자인 제롬 스톤 박사에게 표창장을 수여하고 있다. 그러나 재작년 레이건 전대통령도 알츠하이머 치매에 걸려 전 세계를 깜짝 놀라게 했다. (38장)

25 담배는 두뇌에 어떤 영향을 끼칠까

 담배는 두뇌에 어떤 영향을 끼칠까? 애연가들은 〈담배가 노인성 치매 발생을 예방한다〉는 얘기를 즐겨한다. 전혀 근거 없는 얘기는 아니다. 지난 20년 동안 미국과 유럽에서 이루어진 7편의 역학조사는 노인성 치매 환자 가운데 흡연 경력이 있는 사람은 없는 사람보다 20-50% 적다는 사실을 보고했다. 최근 일부 연구는 담배의 주성분인 니코틴이 노인성 치매를 일으키는 베타아밀로이드의 신경 독 작용을 경감시킨다는 사실을 지적하고 있다.
 그러나 다른 10여 편의 조사보고들은 흡연 유무가 치매 발생에 영향을 끼치지 않았거나, 오히려 발생률을 높이고 있다고 지적했다. 서울대병원팀이 경기도 연천군에서 실시한 역학조사에 따르면 과거 30년 이상 담배를 피운 사람은 그렇지 않은 사람들에 비해 치매 발생이 2배 정도로 높았다.
 우리 신체 장기 가운데서 산소에 가장 영향을 많이 받는 취약한 부분이 뇌이다. 뇌는 몸무게의 2.5%, 펼치면 신문지 한 장 정도의 적은 표면적을 차지하고 있지만 산소 소모량과 혈류량은 10배인 20%를 차지할 정도로 가장 왕성한 활동을 하고 있는 곳이다.

　담배가 노인성 치매 발생에 미치는 영향에 대해서는 치매 발생을 증가시킨다는 보고와 감소시킨다는 보고, 별 관계가 없다는 보고 등 다양하다. 치매는 다양한 요인이 복잡하게 작용해서 발생하기 때문에 담배 효과를 단순하게 결론내려 이야기하기는 힘들다. 설령 담배가 치매 발생에 예방 효과가 있다 하더라도 암이나 심맥관계 질환 발생 등의 다른 건강 위험요인 때문에 권장할 수 없다는 것이 대다수 학자들의 의견이다. 또한 스트레스를 받으면서 담배를 피우면 담배를 피우지 않는 사람보다 심장발작을 일으킬 가능성이 최대 4배 정도 높은 것으로 최근 보고되고 있다.

　미국 아이오와 심장연구소의 로버트 마이너 박사는 심장근육에 피를 공급하는 관상동맥의 능력을 도플러 초음파 검사기를 사용해서 측정해 본 결과 담배 피우는 사람이 담배 피우지 않는 사람에 비해 30% 가량 피의 흐름 속도가 저하하는 것을 관찰하였다. 사람이 스트레스를 받으면 교감신경이 과도히 자극을 받아 심장에 혈액을 공급하는 관상동맥이 수축하게 되고 그 결과 평균 이하의 혈액이 심장근육으로 흘러 들어가게 되는데 이때 흡연을 하게 되면 담배 속의 각종 유해물질이 혈관에 부담을 주어 혈액의 흐름을 더욱 제한하기 때문이다. 이 때문에 심장은 필요한 양만큼의 피를 받지 못해 가슴 압박이나 통증을 느끼게 되고 심장발작을 일으킬 가능성이 더욱 높아지게 된다.

　담배 한 대를 피울 때 관상동맥이 받는 저항은 20%나 높아지며 스트레스 하에서 담배를 피우면 심장근육에 들어가는 혈액량이 최대 4배 정도 제한받는다는 것이다. 따라서 스트레스를 해소하기 위해 흔히들 담배를 피우는데 이것이 건강에 미치는 좋은 영향보다 위해 요인이 많다는 것을 항상 염두에 두어야 한다. 특히 노령에 접어들수록 심장으로 가는 혈류량이 줄어들기 때문에 담배 피우는 것은 더욱 좋지 않다.

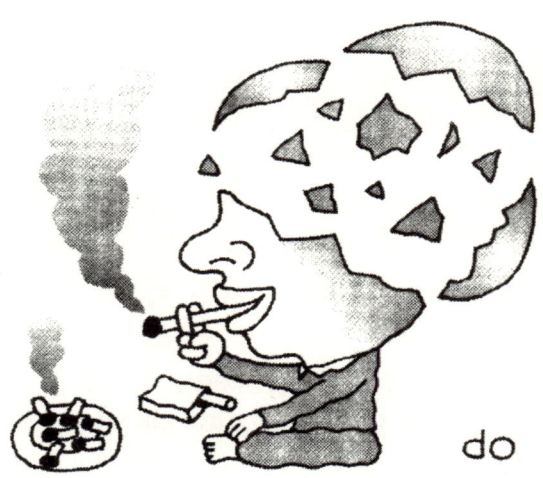

26 산모와 술과 담배 그리고 스트레스

　엄마 뱃속 태아의 머리를 좋게 하는 방법은 무엇일까? 태아가 건강한 두뇌를 갖게 하려면 이 같은 질문에 앞서 태아의 머리에 악영향을 끼치는 요소들을 제거하는 것이 중요하다. 특히 중요한 것이 임신부의 술과 담배, 그리고 스트레스이다.
　산모와 아이는 탯줄을 통하여 끊임 없이 아이에게 영향을 미치고 있다. 어머니의 정신적 불안감이나 고민은 태아의 뇌 발달에 지대한 영향을 미친다. 임신중에 받는 유형무형의 스트레스를 잊기 위해서 산모들은 때로 별 생각 없이 담배를 피우거나 술을 마시는 경우가 있다.
　임산부가 임신중에 각종 스트레스를 받게 되면 여러 가지 호르몬이 엄마의 혈액으로 유리되어 나오며 태반을 통과하여 태아에게 직접 영향을 미치게 된다. 이 호르몬이 엄마의 스트레스를 뱃속에 있는 아기에게 전하게 되어 아기도 엄마와 비슷하게 스트레스 상황에 놓이게 된다. 특히 아드레날린은 자궁혈관, 태반혈관을 수축시켜 태아로 가는 혈류량을 상당히 감소시키게 된다. 산소에 가장 예민한 부분인 뇌에 치명적 영향을 미칠 수 있다. 머리가 나쁜 아이, 정서가 불안한 아이, 운동기능이 약한 아이들이 태어날 수가 있는 것이다.

또한 엔도르핀은 분만통증을 없애기 위해서 나오는 뇌속에 있는 고마운 진통제임에는 틀림없다. 그러나 이 고마운 진통제인 엔도르핀도 태아에게는 독작용을 미칠 수 있다. 태아의 뇌에 계속 높게 유지될 때는 마약중독 상태가 되어 마약중독 상태와 비슷한 사회성을 보이는 자폐증이 생길 수 있다고 생각하고 있다.

어떤 의미에서는 임신 기간중에 해소되지 않은 스트레스가 산모는 물론 태아에게도 좋지 않은 영향을 미친다. 따라서 스트레스를 적극적으로 긍정적으로 해소하는 노력이 무엇보다 필요하다.

마찬가지로 임산부가 마시는 술은 탯줄의 혈액을 통하여 태아의 발육과 성장에 큰 영향을 미치고 있다. 알코올은 어떤 물질보다 태반을 잘 통과하기 때문에 태아의 뇌세포 성장에 특히 큰 영향을 미친다. 과량의 알코올을 산모가 마시는 경우 세 가지의 중요한 장애가 나타난다. 첫째, 출생 전후에 성장장애가 나타나며, 둘째, 지능 저하나 행동 장애와 같은 중추신경계 이상증세가 나타나며, 셋째, 머리가 작거나 얼굴이 납작하든가 하는 얼굴, 머리 모양의 기형이 나타난다.

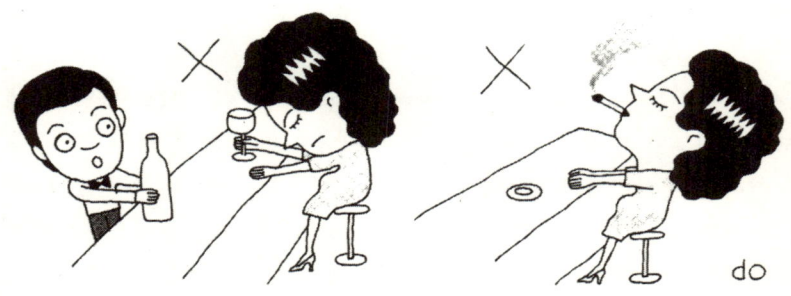

위에 설명한 증후군을 〈태아알코올증후군〉으로 부르고 있다. 어떤 연구에서는 하루에 한두 잔 정도의 소량으로서도 신생아의 체중이 감소하고 자연유산이 증가할 수 있음을 보고하고 있다. 또한 서구에서 가장 흔한 지능저하나 기형을 일으키는 원인이 음주라는 통계도 나와 있다. 서구 선진국에서의 최근의 추정에 의하면 1천 명 당 2-3명의 신생아가 태아알코올증후군을 나타내며 알코올과 관계된 출산장애까지 포함하면 전체 출산장애의 약 5%가 알코올과 관계 있음을 보여주고 있다.

이상의 설명에서 볼 수 있듯이 임신중에 여성이 술을 반복해서 마시면 비록 양이 적다하더라고 태아에 나쁜 영향을 미친다.

담배는 엄마의 몸에서부터 태반을 넘어 태아로 가는 혈액에 산소 부족을 초래할 수 있는 것으로 보고되고 있다. 특히 뇌가 빠른 속도로 성장하고 있는 태아기에 산소 부족을 초래하게 된다면 뇌의 중요한 부위 특히 고도의 정신기능과 창조기능을 하고 있는 대뇌피질과 뇌 기능의 이상이 초래되어 지능이 저하되거나 정신신경계의 이상이 초래될 수 있다.

미국 에모리 대학 캐럴라인 드루스 박사는 특별한 이유 없이 정신박약 증세를 보이고 있는 자녀를 둔 어머니 221명과 정상적인 자녀를 둔 어머니 400명을 대상으로 실시한 역학조사 결과 임신중 담배를 피우는 여성은 비흡연 여성에 비해 정신박약아를 출산할 위험이 평균 50%나 높다는 연구보고를 하였다.

드루스 박사는 정신박약아를 출산한 여성 중 34%는 임신중 일 주일에 5개비 정도의 담배를 피운 것으로 나타났으며 임신중 하루 한 갑을 피운 여성은 정신박약아 출산위험이 무려 85%나 높아지는 것으로 나타났다고 밝혔다. 특히 태아의 신체기관이 형성되는 시기인 임신 6개월까지는 담배 피운 여성은 피우지 않은 여성에 비해 정신박약아 출산위험이 60%나 더 높은 것으로 나타났다고 밝혔다. 특히 담배 속의 니코틴이 태아에 들어가게 되면 유산이 되든가, 영양결핍 태아, 저체중아가 태어날 수 있으며 심한 경우 무호흡증후군을 가진 태아가 태어날 수 있다.

술이나 담배 중 어느것 하나를 하는 임산부에서 태어난 아기는 정상아이에 비해 성장속도가 2배 느리며 둘 다하면 4배 느리다는 보고도 있다. 특별한 뇌 손상이 당장 눈에 보이지 않는다 해도 뇌 성장과 신체적 성장이 느리다는 것은 심각한 일이 아닐 수 없다.

27 커피가 두뇌에 미치는 영향

　우리 주변에 매일 같이 늘고 있는 것이 커피전문점일 것이다. 그만큼 커피는 우리 생활의 일부가 되어가고 있다. 카페인은 우리가 매일 먹는 많은 기호음식물 속에 들어 있다. 커피나 차는 물론 아기들이 좋아하는 콜라나 초콜릿에도 상당량 들어 있으며 드링크 류에도 많이 포함되어 있다.
　현재 카페인은 세계에서 가장 널리 사용되고 있는 향정신성 약물의 하나이다. 카페인 역시 약물이기 때문에 알게 모르게 먹는 카페인이 우리의 건강에 여러 가지 영향을 미치고 있다. 보통의 커피 한 잔에는 80mg, 차에는 5-10mg, 초콜릿 한 개에는 20mg, 콜라 한 병에도 50mg 정도의 카페인이 포함되어 있다. 이 카페인은 코코아 나무나 커피 열매에 들어 있는 알칼로이드 성분으로 비록 그 작용이 약하기는 하지만 필로폰(히로뽕)의 주성분인 암페타민과 같이 중추신경계와 교감신경계를 자극하는 효과를 가지고 있어 100년 이상 동안 진한 커피는 호흡이 곤란한 천식 치료에 사용되어 왔다.
　하루일과중 마시는 한 잔의 커피는 피곤한 심신을 이완시켜 주는 데 기여하고 있다. 커피 속에 들어 있는 카페인은 뇌 중추신경계를 자극시켜 피곤함과 졸리움을 덜어주며 정신을 맑게 해주고 심장 박동을 증가시켜 지친 우리 몸에 활기를 불어 넣어주는 것도 사실이지만 신경질적이 되고 안절부절 못해지는 경우도 많으며 불면증과 손발이 떨리는 증세가 나타나는 경우도 많다. 카페인은 위산 분비를 증가시키기 때문에 위궤양을 악화시킬 수도 있으며 근육경련이나 근육강직을 초래해서 섬세한 작업기술을 방해할 수도 있다. 또한 맥박과 호흡이 빨라지고 혈압이 상승되기 때문에 고혈압이 있는 사람들에게는 좋지 않다.

미국 존스홉킨스 대학의 루시미드 박사는 미국 심장학회에서 존스홉킨스 대학 출신 남자 1,017명을 대상으로 약 50년 동안에 걸쳐 실시한 장기 조사 분석 결과 커피를 많이 마실수록 고혈압의 위험이 커진다는 사실을 밝혔다. 이 역학조사 결과 커피를 하루에 1-2잔 마시는 사람은 커피를 마시지 않는 사람에 비해 고혈압 환자가 될 위험이 2배, 하루 3-4잔을 마시는 사람은 3배 높다는 사실이 밝혀졌다.

운동능력을 향상시킨다는 생각으로 카페인을 복용하기도 하지만 중추신경계를 자극하여 오히려 정신적 초조감을 불러일으키고 심장이나 근육의 경련도 일어나서 운동능력의 저하가 올 수 있다. 또한 이뇨 작용도 가지고 있어 소변량이 30% 정도 증가한다. 이런 이뇨 작용 때문에 마라톤과 같은 지구력이 필요한 운동에는 탈수를 일으킬 수 있으므로 조심해야 한다.

매일 한 두 잔의 커피를 마시던 사람이 갑자기 마시지 않게 되면 카페인에 의해 나타나던 중추신경 자극이 없어지게 되므로 피로감과 졸리움이 나타나게 된다. 따라서 운전할 때는 특히 조심하여야 한다. 매일 반복적으로 여러 잔의 커피를 마시던 사람이 갑자기 커피를 마시지 않

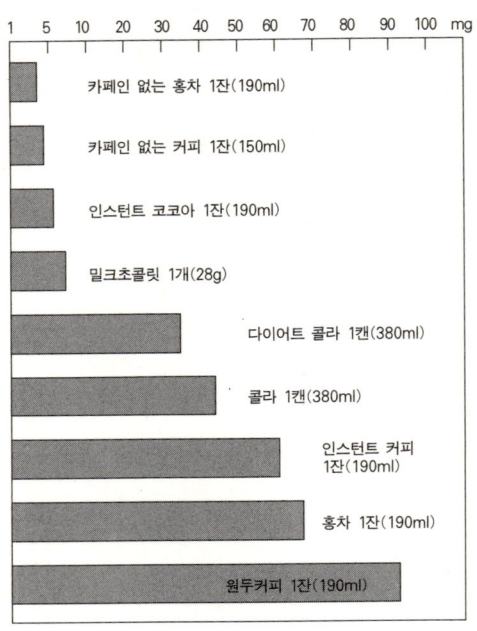

각 음료의 카페인 함량

앉을 때는 수축되었던 혈관이 확장되어 혈관 벽에 있는 감각신경이 자극됨으로 두통이 유발되거나 메스꺼움이 나타난다. 이런 두통을 〈카페인 두통〉이라고 부른다.

하루에 여러 잔의 커피를 즐기던 여성이 임신을 하였을 때도 커피를 그대로 마신다면 어떻게 되겠는가? 마시는 양에 따라 다르지만 동물실험에서 보면 태아에 기형이 초래될 수 있는 것으로 보고되고 있다. 카페인은 태반을 쉽게 통과하여 태아의 몸속으로 들어가서 여러 가지 영향을 미칠 수 있다. 특히 카페인은 뇌신경 자극제이기 때문에 뇌 신경세포 성장에 영향을 미칠 수 있는 것이다.

　얼마 정도의 커피를 마시면 안전한가를 정확히 말할 수 없지만 3~4잔 이상을 마시는 것은 태아의 건강을 위해서 삼가는 것이 좋다. 임산부는 혼자 몸이 아니고 항상 두 몸이라는 사실을 인식하고 먹고 싶은 기호식품이 있다 하더라도 참고 차분히 기다리는 자세를 가져야 한다.

28 쾌변은 장수의 지름길

　노인에게 흔하게 나타나는 가장 대표적인 증세 중 하나가 변비일 것이다. 젊을 때처럼 시원스럽게 매일 변을 볼 수 있다면 얼마나 속이 시원하고 좋을까라고 생각하는 노인들이 많다. 인간이 움직이고 건강을 유지하기 위해서는 음식을 섭취하는 것이 필수적이지만 섭취한 음식찌꺼기가 원활한 장 운동을 통하여 배출되는 것도 음식 섭취 못지 않게 중요하다. 그런데 배설찌거기가 잘 배출이 되지 않는다면 우리 몸에 해로운 독이 쌓여 귀중한 생명을 잃게 된다.
　젊은 때는 모든 신체조직이 원활히 잘 움직이기 때문에 대 소변도 잘 나오게 되나 나이가 들면 조직세포의 기능이 떨어지고 기력이 약해져서 대소변 보는 일도 힘들게 된다. 특히 노인의 위장 근육이나 항문 근육이 노화로 인해 힘이 약해져서 수축을 잘 못하게 된다. 더욱이 매일 마시는 물이나 섭취하는 음식량이 너무 적고 정신적 육체적인 활동량도 적기 때문에 변이 딱딱해지고 그 양도 적어지게 되어 며칠에 한 번 정도밖에 화장실을 가지 않게 된다.
　여기에 개인의 심리가 큰 영향을 미치게 된다. 즉, 심리적인 불안감이나 초조감이 더욱 변비를 부채질하게 된다는 것이다. 그러므로 매일 혹은 2-3일에 한 번 정도는 규칙적으로 화장실에 가는 습관을 갖고 신체적 활동량을 늘리며 정신적 활동량 또한 줄지 않도록 하는 것이 바람직하다. 보통 40대의 정신적 육체적 활동량의 60-70% 정도 유지하도록 하는 것이 좋으며 변비에 대한 두려움을 버리고 배변에 대한 자신감과 안도감을 갖는 것이 중요하다. 변을 시원스럽게 누는 상상을 하는 것도 도움이 된다.

그리고 매일 같은 시간에 식사를 하고 식사 후 일정 시간에 화장실에 가고, 배변하기 위해 너무 급작스럽게 힘을 쓰지 말아야 한다. 15-20분 내에 변이 나오지 않으면 화장실을 나오는 것이 좋다. 매일 5-10컵 정도의 물을 마시고 식사량을 유지하는 것도 중요하다. 섬유질이 많은 채소나 과일 섭취를 늘리는 것도 도움이 될 수 있다. 무엇보다도 나이가 들수록 정신적 육체적 활동을 유지하도록 노력하고 봉사하는 생활, 긍정적이고 적극적인 활동을 하는 것이 변비에 도움이 된다는 사실을 잊지 말아야 하겠다.

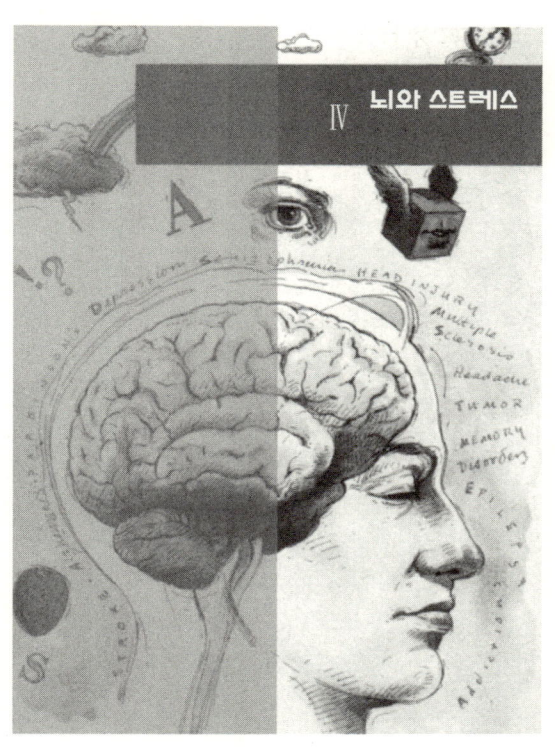

IV 뇌와 스트레스

29 스트레스가 면역기능을 떨어뜨린다

　인류의 조상인 아담과 이브가 이 지구상에 탄생되어 외부 세계를 처음 보았을 때 경험하였던 것은 아마 스트레스였을 것이다. 처음 접한 이 세상의 아름다움과 경이로움에 즐거움을 느끼면서도 동시에 일종의 두려움과 스트레스의 감정을 느꼈을 것이다. 이렇듯 스트레스는 인류가 이 지구상에 존재한 때부터 인류와 같이 존재하여 왔으며 때로는 문화 창조에 바람직한 방향으로, 때로는 정신과 신체에 심각한 위해로 작용하여 왔다. 강도가 높은 자극이 장기간 생체에 작용할 때는 생체가 적응할 수 있는 한도를 넘게 되어 우리 몸의 평형이 깨지게 되며 우리에게 큰 부담, 즉 스트레스로 작용하게 된다. 사람마다 자극에 대한 반응이 다르기 때문에 어떤 자극이 스트레스로 작용하느냐, 작용하지 않느냐 하는 것은 극히 개인적이고도 주관적인 문제이다. 따라서 어떤 자극을 자기 인생에 유익한 방향으로 받아들이지 않고 생체에 해가 되는 스트레스로 받아들이면 여러 가지 정신적 신체적 질병이 생길 수 있다.
　오랫동안 어려운 환경에 노출되면 신경내분비 기능, 대사 기능 및 면역 기능 등의 장애로 암을 비롯한 고혈압, 뇌 및 심혈관 질환, 동맥경화증, 당뇨병 등이 발생될 수 있다. 특히 스트레스는 암 발생에 있어서 가장 중요한 생물학적 요인이 된다는 것이 널리 인정받고 있다. 뿐만 아니라 스트레스는 암의 진행 및 경과에도 영향을 미치며 암의 생존율에까지 영향을 미친다. 그러면 어떤 과정을 거쳐서 스트레스가 암 발생과 경과, 생존율에 영향을 미치는가를 간단히 설명해 보기로 하겠다.

스트레스에 노출되면 우리의 뇌 고위 중추는 이 스트레스를 인식해서 적절한 일련의 방어체재를 발동하게 된다. 우선, 뇌 호르몬센터가 자극을 받아 스테로이드 호르몬의 분비가 증가하게 된다. 이 스테로이드 호르몬은 대표적인 스트레스 호르몬으로 스트레스시에 분비되지 않으면 생체는 스트레스를 방어할 수 없게 되어 위급 상황에 놓이게 된다. 그러나 장기간 지속된 스트레스 때문에 스테로이드 호르몬이 과도하게 분비되는 경우에도 여러 가지 해로운 작용이 나타난다.

그 중에서도 T-임파구 기능의 저하가 뚜렷하게 나타나서 암 발생이나 감염의 기회가 증가한다. 흔히 사람들이 스테로이드 제제를 과용할 때 경험하는 면역 기능의 하강을 생각하면 쉽게 이해할 수 있을 것이다. 거의 동시에 발동되는 방어 체재는 내인성 모르핀 마약인 엔도르핀과 엔케팔린이다. 심한 육체적 고통이나 정신적 고통이 있을 때 우리 뇌에서는 일종의 마약인 엔도르핀이나 엔케팔린이 유리되어 통증이 없어지고 즐거움을 느끼게 된다. 이 호르몬도 스트레스가 있을 때 유리되는 일종의 스트레스 호르몬으로 기분이 좋을 때 유리되는 호르몬은 아니다. 그러나 장기간 지속되는 심한 스트레스에 의해서 과도하게 유리될 때는 여러 가지 면역기능의 감소가 나타날 수 있다. T와 B임파구의 기능 모두가 억제되어 감염이나 암 발생이 증가할 수 있으며 마약중독과 같은 정신증세가 나타날 뿐만 아니라, 여러 가지 정신병의 발생에도 기여하는 것으로 알려지고 있다.

또한 암세포에도 엔도르핀이 작용하여 암의 성장이 촉진될 수 있는 것으로 알려지고 있다. 즉, 면역의 중추인 임파구의 기능은 떨어지고 암세포는 빨리 자라서 사망에 이를 수 있다는 말이다. 마약중독자에서 감염과 암 발생이 증가한다는 보고와 잘 일치하고 있다. 심한 우울, 상실과 절망이 동반될 때 암종양이 빨리 자란다는 보고가 많다.

세번째로 작동되는 방어체제는 교감신경계이다. 교감신경계는 부교감신경계와 함께 의지와 관계없이 움직이는 자율신경계를 구성하고 있다. 스트레스가 있을 때 교감신경계가 자극을 받아 혈압과 맥박이 올라가는 반면에 흉선의 임파구의 기능은 억제된다. 다시 말해서 스트레스에 의해서 교감신경이 흥분될 때는 면역 기능이 떨어져서 신체는 심각한 위험 상황에 놓일 수 있다.

또한 만성적 스트레스에 노출될 때 염색체의 이상이 초래될 수 있다. 이 염색체의 이상은 생체가 발암물질에 노출될 때 나타나는 것으로서 발암의 중요한 요인이 된다. 이러한 염색체의 이상 외에도 손상에 대한 유전자의 회복 능력이 현저하게 감소된다. 따라서 발암물질과 같은 환경 독성물질에 의해 손상된 유전자가 스트레스에 의해서 회복이 되지 못하고 암유전자가 발생되어 암이 발생되는 것이다. 우울병 환자의 임파구 유전자는 방사선에 의해 손상받은 후 회복이 늦다. 쥐에 여러 가지 스트레스를 가하면 염색체의 부분 탈락이 증가하나 진정제를 미리 주입한 쥐에서는 이러한 염색체의 부분적 손상이 예방된다.

동물 실험에서도 알 수 있는 것은 각종 스트레스가 가해진다 해도 이를 인식하는 뇌에서 스트레스로 인식하지 않으면 실제 신체적 위해 효과가 나타나지 않는다는 사실이다. 따라서 스트레스를 신선한 삶의 자극으로 전환할 수 있는 지혜와 생활의 태도가 필요하다. 암 환자에서 암이 발생하기 3년 전에 어떤 스트레스가 있었나를 조사한 보고서를 보면 배우자나 가까운 가족의 죽음, 이혼이나 별거, 결혼 생활의 심각한 갈등, 가족이나 가까운 사람과의 해결되지 못한 장기간의 감정적 갈등이 가장 많이 동반하고 있음을 알 수 있다.

매일 매일 접하는 자극들, 적절한 강도의 스트레스, 어려움을 극복해서 보다 나은 상황에 도달하고자 노력하는 정신력은 대뇌 신경세포에 적절한 자극이 되어 수많은 창조적이고 생산적인 신경회로를 활성화시켜 주기 때문에 우리 생활에 보다 나은 활력을 불어넣어 주고 삶에 새롭고도 창조적인 의미를 부여해 준다.

30 스트레스도 발암물질

 생체에 유해한 자극(스트레스)은 주로 뇌를 통해서 면역계에 큰 영향을 미치게 되며 그 결과로 여러 가지 질병이 발생될 수 있는 것으로 알려지고 있다. 최근에 발견된 중요한 사실은 뇌가 우리 신체의 면역계를 조화롭게 조절한다는 것이다.
 헤르페스와 같은 바이러스나 암으로 변할 수 있는 암화세포들은 항상 우리 체내를 돌고 있으나 질병을 일으키지 않는다. 그러나 스트레스 등으로 인하여 우리 신체의 면역 기능이 약화되면 이 바이러스는 헤르페스 감염증을 일으키고 암화세포들은 암을 형성하게 된다. 특히 여러 종류의 스트레스는 암 발생뿐만 아니라 암의 진행에도 영향을 미치는 중요한 요인이 된다는 사실이 밝혀지고 있다.
 암 환자에서 실제 암이 발생되기 3년 전에 어떤 종류의 스트레스가 있었나를 조사한 연구보고서를 보면 배우자나 가까운 가족의 죽음, 이혼이나 별거, 결혼생활의 심각한 갈등, 가족이나 가까운 사람과의 해결되지 못한 장기간의 감정적 갈등이 많이 동반하고 있음을 알 수 있다. 실제 배우자가 죽은지 10일 후에 면역기능을 검사해 본 결과 약 10배 정도 면역 기능이 떨어져 있는 것을 발견하였다.

또 다른 조사보고에서는 감정표현을 과도하게 억제하는 사람, 매사에 소극적이면서도 과도한 욕구를 가지고 있는 사람, 웃음이 적고 우울할 때가 많은 사람, 완벽주의자들이 그렇지 않은 사람들보다 암에 잘 걸리고 암의 성장도 빠르게 진행되어 암 사망률이 증가한다는 사실을 지적하고 있다. 반면 희망과 웃음을 잃지 않는 사람, 암과 적극적으로 싸우겠다는 사람, 강한 신념(종교적 신념을 포함)을 가진 사람들은 상대적으로 스트레스를 덜 받아서 더 오래 사는 것으로 보고되고 있다.

그러면 스트레스가 어떻게 암 발생과 생존율에 영향을 미치는가?

스트레스가 우리에게 가해질 때 앞에서 이야기한 바와 같이 우리 신체는 3가지의 중요한 〈스트레스 호르몬〉인 스테로이드 호르몬, 엔도르핀과 부신 카테콜아민 호르몬계가 뇌 신경계의 지시를 받아 활성화된다. 이 세 가지 호르몬이 적절히 유리될 때는 면역계의 핵심을 이루고 있는 T와 B임파구의 기능이 정상으로 유지되나 과도하게 유리될 때는 T와 B임파구 기능이 모두 떨어지는 것으로 밝혀지고 있다.

스테로이드 제재를 오랫동안 과용하는 사람, 엔도르핀계를 자극하는 마약을 복용하는 마약 중독자에서 암 발생과 감염증이 증가한다는 보고에서 우리는 이런 사실을 잘 확인할 수 있다.

쥐에 여러 종류의 스트레스를 가하면 유전자가 있는 염색체의 부분탈락이 증가하나 스트레스를 경감시켜주는 진정제를 미리 주입한 쥐에서는 이러한 염색체의 부분탈락이 예방된다는 앞에서의 실험결과에서도 볼 수 있는 바와 같이 만성적 스트레스는 염색체의 손상을 증가시키며 손상된 염색체의 회복능력을 현저하게 떨어뜨려 암 발생을 증가시킨다.

이러한 스트레스를 경감시켜 암 발생을 줄이기 위해서는, 첫째, 5분

계획을 실천해 보자. 일을 미룸으로서 스트레스는 쌓이게 되기 때문에 미루는 것만큼 우리를 피곤하게 하는 일이 없다. 심리학자들은 5분 계획을 권장하고 있다. 5분 동안만 일단 일을 해보자는 생각으로 일을 시작하면 자신도 모르는 사이 상당시간 동안 일을 하게 되어 스트레스가 사라지고 일에 대한 자신감이 생긴다.

둘째, 억지로라도 웃는 표정을 짓자. 화가 나지 않는 데도 화내는 표정을 하면 심장 박동수와 피부 온도가 올라가나 웃는 표정을 지으면 반대의 생리적 변화가 실제 일어나서 스트레스가 경감된다는 사실이 밝혀지고 있다.

셋째, 두뇌가 알파 파 상태가 되도록 노력하자. 전에 이야기한 것처럼 심호흡을 하면서 정신 집중과 수양하도록 노력하고 좋아하는 음악을 듣거나, 공기가 맑은 곳을 산책하는 것이 음이온을 발생시켜 알파 파가 나오는 데 도움이 된다.

넷째, 망설임보다 일단 부딪쳐서 해보자는 생각을 갖자. 망설이지 않고 일에 부딪쳐보는 자신감이 강한 사람이 스테로이드 호르몬 분비가 낮고 반대로 망설이면서 자신이 무기력하다고 생각하는 사람이 스테로이드 호르몬 분비가 높아서 면역체계가 더 약화된다는 사실이 알려지고 있다.

다섯째, 조급한 생각을 버리고 때로는 일이 되는 대로 맡겨두어라. 너무 꼼꼼하고 완벽하게 일을 챙기다 보면 온 신경이 쉽게 피로해지고 더 많은 스트레스를 받을 수밖에 없다. 따라서 때로는 일이 되는 대로 내버려두는 느긋한 심정을 갖는 것이 도움이 된다.

31 스트레스를 이기는 길

　자기 자신을 신랄히 비판하며 자신의 결점을 강조하고 마음속으로 자기자신과 비판적인 대화를 하는 것 자체가 자신에게 스트레스가 될 수 있다. 스스로의 감정과 좋은 점을 생각하지 않고 스스로를 비하시킴으로써 사람들은 스트레스를 받게되는데 이런 상황 하에서는 뇌의 회로 사이에 매듭이 잘 풀리지 않게 되고 원활한 흐름의 장애가 나타나게 된다. 또한 잘 되지 않던 때의 기억이 다시 되살아나 일의 성취를 방해하게 되는 것이다.
　따라서 우리들은 성공했던 경험을 다시 생각해 보면서 자신감을 갖는 것이 중요하다. 즉 시험을 잘 보던 때, 자랑스러운 일을 성취하던 때, 불행한 여건 속에서 장애를 극복하던 때를 생각하면서 이번에도 잘 할 수 있다는 자신감을 갖는 것이 뇌에 신선한 자극을 주게 되고 스트레스를 극복할 수 있게 해주며 일의 효율성을 높여주는 것이다.
　자신의 운명을 피동적으로 남에게 맡기는 것보다 내 자신의 손 안에 있다는 믿음을 갖는 것이 운명을 극복할 수 있는 첩경이다. 실제로 자기 자신의 신념이 강하고 내적 통제력이 높은 사람이 스테로이드 호르몬 분비가 낮고 반대로 낮은 사람이 스테로이드 호르몬 분비가 높다는 사실이 밝혀졌다. 즉 신념이 낮은 사람이 스트레스 호르몬인 스테로이드의 분비를 증가시켜 면역 체계가 약화되는 것이 발견되었다. 다시 말해서 신념이 강하고 내적 통제력과 긍정적 사고가 높은 사람이 각종 질병에 대한 면역력이 높다는 말이다.

암에 잘 걸리는 성격 특성을 보면 감정 표현을 과도하게 억제하는 성격(특히 〈화〉를 억제하는 성격), 갈등을 극복하기보다 피하는 성격, 그러면서도 과도한 사회적 욕구를 가지는 성격, 매사에 적극적이고 공격적이기보다 소극적이고 비공격적인 성격, 언제나 참는 성격(완벽주의) 등이 암에 잘 걸리는 성격으로 조사되고 있다. 이런 성격적 특성을 가진 사람들의 임파구 세포와 거식세포들의 기능은 떨어지나 암세포 분열은 증가되고 유전자의 손상회복 능력은 감소한다는 보고가 많다. 유방암 환자가 화를 억제하는 정도가 클수록 항체 생산이 적어진다는 보고가 있으며 사회적 욕구가 큰 암 환자일수록 스트레스에 더욱 예민하다는 보고도 있다.

다시 말해서 암의 특징적 성격 소유자들은 일반적으로 외계 환경에 적응이 약하고 환경과의 조화로운 생활이 어렵고 스트레스 상황에 적극적인 대응보다는 소극적인 회피를 하기 때문에 속으로 스트레스가 쌓이게 되며 이 쌓인 스트레스 때문에 암이 잘 생기고 암의 성장이 빨라져서 암 사망률이 증가한다고 볼 수 있다.

성격적 특성이 암 생존율에도 큰 영향을 미친다. 사회적으로 내향심이 큰 환자, 감정 억제가 심한 환자, 무력하고 희망이 없는 자세를 가진 환자, 사회적으로 격리되어 있는 환자, 우울증이 있는 환자들은 더 빨리 죽는 것으로 보고되어 있으며, 반면에 암과 싸우겠다는 도전적이고 적극적인 자세, 문제를 해결하려는 적극적 해결자세, 감정의 조절능력을 잃지 않으면서 강한 신념(부분적으로는 종교적 신념 포함)을 가지고 있는 환자들은 더 오래 살 수 있는 것으로 보고되고 있다. 대인 관계가 소극적이고 억제적이며, 부딪쳐 과감히 싸워서 이기겠다는 의지의 결핍, 도움이 없다고 느끼거나, 희망이 없다고 포기하는 자세는 암의 진행을 빨리 유도시킨다.

병을 극복하고자 하는 강인한 정신력, 소극적이고 파괴적인 생각보다 적극적이고 무언가를 창조하고자 하는 사고가 암과의 싸움에서 이길 수 있는 길이다. 주어진 현실이나 외부의 스트레스를 피하기보다는 적극적으로 맞이해서 극복하여 삶에 도움이 되는 자극으로 만들며 삶의 고난을 힘들다고 느끼기보다 의의 있는 삶을 위한 필요한 에너지로 생각하고, 일을 어렵게 생각하지 말고 할 수 있다는 자신감을 가지는 것이 중요하며 매사에 부정적이기보다 긍정적인 사고를 갖는 것이 삶의 질과 양을 모두 증가시킬 수 있다.

스트레스를 받지 않으려고 남과의 접촉을 싫어하고 자기만의 성을 쌓고 속으로만 안주하려는 사람은 오히려 더 많은 해로운 스트레스를 받아서 대뇌 신경세포의 전체적인 활성화보다는 억제 중추의 활성화로 여러 가지 질병이 발생될 수 있다. 암과 같은 불치병도 뇌를 통한 정신력으로 어느 정도 예방과 극복이 가능하다는 사실이 지적되고 있다. 재미있는 실험이 있다.

아주 시끄러운 환경에 노출되어 있는 두 집단의 사무직 근로자들이 있다. 한 집단에게는 언제나 소음을 차단시킬 수 있는 스위치가 달린 작업대를 주고 다른 집단에게는 주지 않는다. 두 집단 사이의 생산성을 비교한 결과 스위치를 받은 집단의 생산성이 높았다. 실제로 스위치를 받은 집단에 속한 어느 누구도 스위치를 누르지 않았다. 이들은 원할 때는 언제나 소음을 차단시킬 수 있다는 사실만으로 자신감과 안도감을 가졌기 때문에 생산성이 향상되었던 것이다.

그러면 어떻게 하면 자신감을 가질 수 있나? 가장 좋은 방법은 사물에 대한 관점을 바꾸는 것이다. 예를 들면 숙제는 나의 의무가 아니라 내가 택한 권리이며, 과제가 아니라 나를 발전시키는 원동력이다라는 긍정적 자세를 갖는 것이 중요하다. 즉 역경을 즐거움으로 바꿀 수 있는 태도가 중요한 것이다. 다음으로 일이나 숙제를 미루지 않고 하는 것이 좋다. 미룸으로써 해결되지 않고 스트레스는 계속 쌓이게 된다. 어떤 심리학자는 숙제를 끝내지 못하고 미루는 것만큼 피곤한 일이 없다고 이야기한다. 또한 일이나 공부를 일단 시작하는 것이 필요하다. 앞에서 이야기한 것처럼 심리학자들은 5분 계획을 권장하고 있다. 5분 동안만 일단 해보자는 생각으로 시작하는 것이 스트레스를 없애주고 일에 대한 자신감을 갖게 해준다.

마지막으로 무기력을 탈피하도록 노력하는 것이 중요하다. 큰 시험에서 자기 실력을 발휘 못하는 학생들은 항상 스스로에 대한 불안감에 시달리고 있다. 따라서 불안감을 떨쳐 버리고 자신감을 갖도록 해야 한다. 나도 잘 할 수 있다는 믿음이나 생각이 실제 성적을 향상시키는 데 큰 도움을 주고 있다. 우리 인간의 지의 뇌는 확고한 신념이 있을 때 가장 회로가 막힘이 없이 조화롭게 움직인다.

나폴레옹은 〈내 사전에는 불가능이란 단어가 없다〉고 늘 마음속에 되뇌면서 모든 일을 가능하도록 만들려고 끊임없이 노력하였다. 그 결과 모든 사람들이 불가능하다고 생각하였던 많은 일들을 해냈던 것을 우리는 잘 알고 있다. 확신에 차서 어떤 일을 할 때와 불신과 의심 속에서 그 일을 할 때와는 성취에서 전혀 다르다는 사실을 늘 마음속에 새겨 둘 필요가 있다.

32 스트레스를 잘 이용하자

　매일의 생활 속에서 접하는 새로운 자극들은 대뇌 신경세포에 적절한 자극이 되어 수많은 창조적인 신경회로를 활성화시켜 주기 때문에 우리 생활에 보다 나은 활력을 불어넣어 주고 삶에 새롭고도 창조적인 의미를 부여해준다. 뇌 신경세포는 약 수백억에서 수천억 개에 이르고 있으며 이들 신경세포들 사이의 신경회로의 연결은 천문학적인 숫자에 이르고 있다. 적절한 자극에 의해서 신경세포 사이의 회로는 활짝 열리고 새로운 회로도 형성되나, 쓰지 않으면 회로는 폐쇄되고 기능이 없어져 버린다. 사람은 20세가 지나면서부터 하루에 수만 개의 신경세포가 사멸하는 것으로 알려지고 있다. 이렇게 나이가 들수록 대뇌 신경세포 수는 적어지고 기능이 떨어지기 때문에 생체에 가해지는 적절한 자극은 신경세포의 활성을 유지하는 데 중요하다. 좁은 도로라고 쓰지 않고 내버려두면 이내 이 도로는 황폐화되어 폐쇄되지만, 매일 갈고 닦으면 더 넓어지고 주행속도도 빨라지게 되는 것과 같은 이치이다.
　따라서 스트레스를 피하지 말고 스트레스를 이용하는 것이 중요하다. 직장에서 일할 때 마지못해 월급을 받기 위해 일한다고 생각하지 말고 내가 주인이라는 주인의식을 가지고 일하는 것이, 또 아이들이 공부할 때 이 공부는 나의 앞길을 밝게 보장해 주고 나를 발전시키는 데 필요한 것이라는 생각을 갖게 도와주는 것이 주어진 스트레스를 가볍게 하고 일에 충실해서 성취감을 얻는 데 최선의 길이다. 맛있는 음식을 먹지 않고 바라만 보든가 생각만 해도 실제 췌장에서 인슐린 분비가 증가되며 체중이 늘 수 있다. 실제 상황이 어떻든지 간에 우리의 뇌가 어떻게 받아들이느냐에 따라서 없는 것이 있는 것이 될 수도 있고 있는 것이 없는 것이 될 수도 있다. 같은 일을 어떻게 받아들이느냐에 따라 해로운 스트레스가 될 수도 있고 삶을 기름지게 하는 윤활유가 될 수 있는 것이다.

  같은 일에 대해서도 낙관적으로 생각하는 것과 걱정을 앞세우는 것의 차이는 크다. 여기서 낙관적인 사고가 단순히 부정적인 사고를 하지 않는다는 뜻이 아니라 긍정적이고 진취적인 사고를 적극적으로 하는 것을 의미한다. 어떤 일에 대해 우리가 가질 수 있는 여러 생각, 특히 가장 낙관적인 것과 가장 비관적인 것의 양극단까지를 떠올려보고 그 중 가장 좋은 낙관적인 생각을 선택하는 습관을 갖는 것이 좋다. 행복한 생각은 다른 일도 좋은 기분으로 받아들일 수 있게 하며 근육의 긴장을 풀어주고 과민한 신경을 완화해주며 혈압을 정상화시켜 주어서 결과적으로 일의 효율성도 높여주게 된다. 즉 낙관적 사고는 자신의 건강에 유익할 뿐만 아니라 좋은 결과를 얻는 데 훨씬 유익하다. 나아가서는 사회가 훨씬 부드럽게 될 뿐만 아니라 생동감이 넘치게 되어 사회는 역동적 발전을 할 수 있게 된다.

  반면, 일이 두렵다, 짜증난다는 생각이 계속되면 뇌가 스트레스를 받아서 정신적 부담이 되며 이런 사고가 자율신경계와 면역계를 포함한 신체 반응에 큰 위험부담을 주게 된다. 심리학자들은 사람들은 슬프기 때문에 우는 것이 아니라 울다보니 슬퍼져서 계속 운다고 보고하고 있다. 처음에는 슬픈 일이 자극이 되어 자신도 모르게 울게 되나 나중에는 울고 있는 것이 사람을 슬프게 만든다는 말이다. 우리 나라 사람들이 상을 당했을 때 눈물이 나오지 않는데도 계속 곡을 하는 것을 얼마 전까지도 우리는 자주 보아 왔다. 이렇게 억지로라도 곡을 하게 되면 슬픈 감정을 계속 유지할 수가 있어서 이 세상을 떠난 사람에게 슬픈 마음을 표시할 수 있다고 생각하였던 것이다.

이와 반대로 웃는 표정을 하게 되면 즐겁지 않던 마음이 즐겁게 된다고 한다. 실제로 웃는 표정과 우는 표정을 흉내내게 하였는데 실제 웃을 때나 울 때와 같은 생리 변화가 일어나는 것을 관찰하였다. 또한 기쁜 표정을 흉내낼 때보다 화내는 흉내를 할 때 실제로 심장 박동수와 피부 온도가 올라간다는 실험 결과가 나와 있다. 즉 기쁜 표정을 짓게 되면 기쁠 때와 마찬가지의 뇌 회로가 인위적으로 작동이 될 수 있으나 우울한 표정, 기분 나쁜 생각을 자꾸 하게 되면 뇌는 억제성 신경계가 주로 작동이 되어 공부의 능률이 현저히 억제되게 된다. 따라서 우리는 가급적이면 기쁜 표정을 가지도록 노력하는 것이 좋다. 하기 싫은 일을 한다고 싫은 표정을 짓는 것보다 나를 발전시키기 위해서 한다고 생각하고 기쁜 표정, 기분 좋은 표정으로 일을 하도록 습관을 가지게 되면 우리들 생활의 여러 측면에서 달라진 자신을 발견할 수 있을 것이다.

이와 같은 낙관적인 사고는 억제적인 신경전달물질계의 활성은 낮춰주고 흥분성 신경전달물질계의 활성은 높여줘서 일의 추진력을 향상시킨다. 뿐만 아니라 임파구를 포함한 면역계의 활성도 높여줘서 우리 몸을 각종의 질병으로부터 방어할 수 있게 해준다. 동굴 속에 감추어진 보물을 캐내기 위해서는 위험을 무릅쓰고 굴 속으로 들어가야 두렵다고 멀리서 바라보는 한 그 보물은 영원히 나의 것이 될 수 없는 것이다.

한 가지 유명한 실례를 들어보면 핀란드의 유명한 국민파 음악가인 시벨리우스는 조국 핀란드의 독립을 위하여 젊은 시절에 수많은 고난과 스트레스를 이겨내고 노력한 결과 「핀란디아」라는 유명한 교향시를 작곡해서 핀란드 국민들의 조국혼에 불을 붙여 조국의 독립에 기여하였다. 오랜 염원이던 조국 핀란드의 독립을 얻었을 때 시벨리우스는 국민적 영웅으로 추앙받게 되었으며 핀란드 정부에서는 그를 조용하고 경치 좋은 산 속에 그림 같은 아름다운 집을 지어주고 비행기의 소음도 들리지 않게 해주었다. 편안하고 안락한 생활 속에서 핀란드를 빛내줄 작곡 일에만 전념하도록 해주었다.

그러나 수많은 핀란드 국민들이 훌륭한 작품을 기대하였지만 91세로 이 세상을 하직할 때까지 약 40년 동안 핀란드의 민족혼이 들어가 있는 감명 깊은 작품은 끝내 창조되지 못하였다. 풍요한 물질의 안락함 속에서 시벨리우스는 보다 나은 내일을 창조하고자 하는 정신적 고뇌와 창조적 에너지를 상실하였기 때문에 그의 대뇌 신경세포는 젊은 시절과 달리 강렬한 자극의 상실로 더 나은 창조적인 일을 해내지 못하였던 것이다. 어려운 환경, 스트레스로 가득한 환경 속에서 일생을 외롭게 보냈던 악성 베토벤이 얼마나 많은 감명 깊은 작곡을 남겼는가?

만일 베토벤이 오늘날과 같이 발달된 의술이나 약물(예를 들어 항불안약, 진정제 등과 같은 약물)의 혜택을 받았다면, 그가 창조했던 불후의 명곡들은 이 세상에 나오지 못했을지도 모른다. 늙어서 죽을 때까지 먹고 사는 데 큰 어려움이 없을 정도로 사회보장제도를 가장 잘 시행하고 있는 북유럽국가에서 자살이 많은 이유가 바로 이와 같은 삶의 자극이 없기 때문이다.

어려운 고난의 시절에 좋은 인생의 성취를 이룬 사람이 풍족하고 편안한 생활이 되었을 때는 아무것도 이루지 못하고 빨리 죽는 것을 우리는 너무나 자주 보고 있다. 이런 의미에서 적절한 자극은 우리의 생활을 윤택하게 해 주기 때문에 적극적으로 잘 이용할 필요가 있다.

33 스트레스와 심장병

옛날보다 복잡하고 메마른 현대 사회 속에서 심장병은 더 자주 나타난다. 현대 사회에서 우리가 경험하는 변화의 가짓수가 옛날보다 훨씬 더 많다. 따라서 우리가 경험하는 변화(결혼, 이혼, 가까운 사람의 죽음, 새 집으로의 이사 등과 같은 스트레스)가 많을수록 질병에 걸릴 가능성도 그만큼 더 높아진다. 이러한 급작스런 변화들을 경험하는 모든 사람들이 병에 걸리는 것은 아니지만 현재의 환경이 사람들의 생물학적 적응능력을 넘고 있는 것은 확실하다. 너무 많은 스트레스는 심장병을 일으킬 수 있다. 심장병이 크게 증가하고 있는 것은 음식의 변화나 운동, 콜레스테롤이나 담배 때문만은 아니다. 이러한 원인은 단지 심장병 원인의 반 정도를 차지하고 있을 뿐이다. 나머지는 스트레스가 중요한 원인이 되고 있다.

보통 심장병을 가지고 있는 환자들은 신경이 예민하고 의욕이 강하고 야욕에 차 있으며 이들의 엔진은 항상 전속력으로 앞으로 질주하고 있다. 겉으로 보기에는 건강해 보이지만 매일 생활 속에서 받는 스트레스에 아주 과민한 반응을 보이고 있다. 이들이 가지고 있는 성격을 〈A형 성격〉이라고 흔히 부르고 있다. A형 성격을 가진 심장병 환자들은 성격이 급하고 참을성이 적으며 흥분을 잘하고 일에 깊게 관여하며 실패나 피곤 그리고 병을 부정한다. 그들은 적은 시간에 더 많은 것을 얻으려고 한다. 같이 일하는 동료들과의 관계는 별로 고려하지 않으나 상급자의 의견은 굉장히 신경 쓴다. A형 성격을 가진 사람들은 〈B형 성격〉을 가진 사람보다 두 배나 심장병에 잘 걸린다.

〈B형 성격〉을 가진 사람들은 조용하고, 보다 조직적이고, 시간에 덜 쫓기고, 일의 양보다는 질을 중요시하고 좌절을 덜 한다. 사랑하는 사람의 죽음으로 인한 정신과 마음의 고통은 심장에 부담을 줘 심장마비를 일으킬 가능성이 특히 A형 성격을 가진 사람들에게 큰 것으로 조사 결과가 나타났다. 배우자, 부모, 조부모, 자녀, 가까운 친구 등 중요한 사람이 죽은 날엔 심장마비가 올 확률이 평소보다 14배나 높다는 것이다.

보스턴에 있는 디커니스 병원의 미틀먼 박사가 최근 미국심장협회 학술대회에서 발표한 연구 결과에 따르면 본인에게 중요한 사람의 사망은 극도의 정신적 고통을 일으킨다는 것이다. 심장마비를 일으킨 직후의 환자 1,707명을 조사한 결과 조사시점에서 지난 6개월 동안 10명 중 6명이 친지와 친구의 죽음을 경험하였으며 이 중 9명의 환자는 가까운 사람이 죽은 바로 그날 심장마비를 일으켰고 다른 9명은 2-3일 후 심장 발작이 일어난 것으로 조사되었다고 밝혔다.

또한 미틀먼 박사와 같이 연구하고 있는 밀러 박사는 이 분야 연구의 선구자로 아침에 침대에서 너무 갑작스럽게 일어나도 심장에 급격한 충격을 줘서 심장마비를 일으킬 수 있다는 사실을 발견했다. 그들은 강력한 감정적 정신적 스트레스가 심장에 큰 타격을 준다는 사실을 밝혔다.

그러면 어떻게 해서 이런 스트레스가 심장병을 일으키는가?

스트레스에 대한 응급반응은 뇌의 조절 하에 있다. 뇌는 심장을 더 빠르게 뛰게 하고 말초혈관을 수축시켜서 혈압을 상승시킨다. 이때 관여하는 신경전달물질이 에피네프린과 노르에피네프린이다. 또한 교감신경이 자극을 받아 부신에서 다량의 에피네프린과 일부의 노르에피네프린을 분비하게 된다.

심장에 좋지 않은 영향을 미치는 생리적 반응은 A형 성격을 가진 사람들이 스트레스에 너무 민감하게 반응한다는 점이다. A형 성격을 가진 사람은 B형 성격을 가진 사람들보다 스트레스에 대해서 더 심한 응급반응을 보인다. 따라서 이런 응급반응이 더 심한 응급반응을 일으켜 심장은 더 빠르게 뛰고 혈압은 더 상승하게 된다. 끊임없이 올랐다가 내렸다가 하는 혈압과 혈액 양이 동맥벽을 약화시킨다. 응급반응이 일어나는 동안에 혈액덩어리(혈전)가 더 빠르게 형성되어 동맥벽에 침착하게 되며 그 결과 동맥경화증 발병률이 증가하게 된다. 좁아진 동맥 때문에 심장근육에 오는 혈액 양이 줄어들게 되어 심장근육이 일을 잘 못하게 된다. 그 결과 심장병이 발생되는 것이다.

심장근육의 혈액 양 감소 이외에도 스트레스에 의해 분비된 에피네프린과 노르에피네프린이 심장근육을 더 빠르게 뛰도록 자극하기 때문에 심장병 발병이 촉진된다. 심장을 더 빠르게 뛰도록 자극하나 심장근육에 오는 혈액 양이 적기 때문에 심장은 제대로 뛰지 못하게 되어 심장박동이 불규칙하게 되는 심장 부정맥이 발생된다. 따라서 가까운 사람의 죽음으로 심한 스트레스를 받을 때 정신적 감정적 고통을 덜어주기 위해 주위에서 도움을 주는 것이 필요하며 심장발작 경험이 있는 사람들은 교감신경차단제(베타 수용체 차단제)를 먹는 것도 도움이 된다. 그러나 무엇보다 중요한 것은 평소에 바쁘게 일을 서두르지 말고 느긋한 마음을 가지도록 훈련하는 것이 좋으며 외부자극에 한 단계 늦추어 반응하는 생활태도가 필요하다.

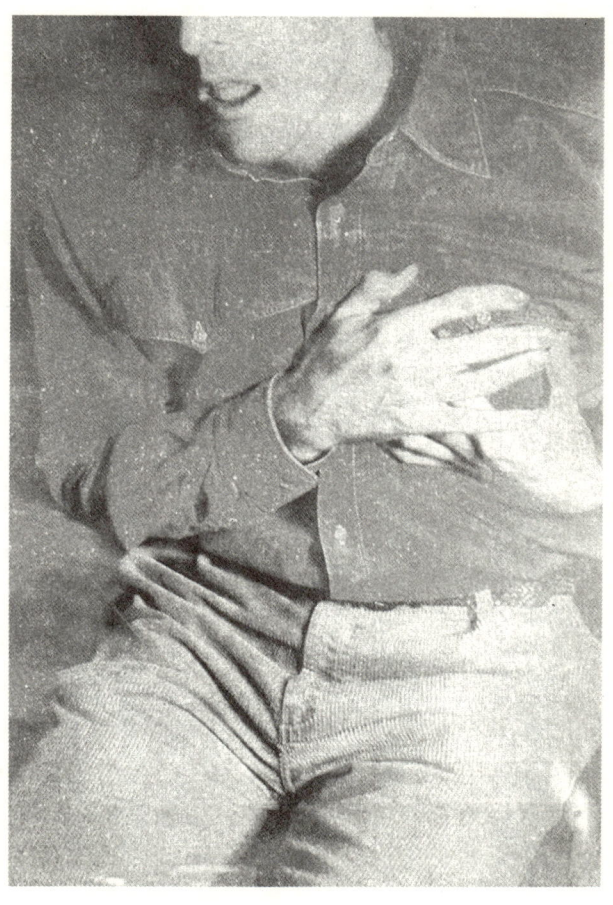

34 직업적 스트레스가 건강을 위협한다

　미국 스트레스 연구소의 발표에 의하면 미국에서 병원에 내원하는 환자의 75-90%가 스트레스가 원인이 되어 병원에 오며 이로 인한 의료비 손상이 2,000-3,000억 달러(약 160-240조 원)에 달한다고 한다. 특히 스트레스가 강한 직장환경에서 장시간 근무할 경우 심근경색증을 일으킬 가능성이 높다고 최근 영국의학지가 보도하고 있다. 왕립자유병원의 미키 박사는 〈과거 10년 동안 증가한 실업의 영향으로, 취직한 사람의 업무량, 업무상의 중압감과 업무시간이 증가하고 있다. 이런 직업 스트레스가 심근경색을 일으킬 가능성을 높여주고 있다〉고 말하고 있다.
　직업적 스트레스시 심근경색증의 발병 메커니즘은 확실히 모르지만 앞장에서 이야기한 바와 같이 아드레날린과 스테로이드 호르몬의 증가가 심박동이나 혈압의 증가를 초래하는 것으로 생각되고 있다. 듀크 대학 병원의 윌리엄스 부장에 따르면 가장 스트레스를 많이 받는 것은 자식을 둔 직장여성이라고 한다. 가정과 아이들을 돌봐야 될 뿐만 아니라 직장에서 일을 보아야 하는 이중의 책임감 속에서 살아야 하기 때문에 매일 매일 받는 스트레스는 실로 크다고 하겠다. 여성의 사회적 진출이 증가할수록 여권신장이 커지는 것은 사실이나 아울러 책임감이 무거워지고 유언무언의 스트레스는 가중된다. 따라서 직업을 가진 여성은 남편과 공동으로 아이들을 돌본다든가 가사 일을 분담해야 한다.

이런 보고는 조절이 어렵고 스트레스가 큰 업무에는 건강상 위험이 따른다는 것을 지적한 것으로 매우 설득력이 있다. 직장이나 주위에는 스트레스를 완충하는 장치가 상당히 부족하기 때문에 업무상의 스트레스에 잘 대처하려면 휴식을 취하거나 앉아서 신문이나 재미있는 책을 본다든지 퇴근 후 차를 마시면서 따뜻하고 정겨운 대화 속에서 전신과 몸의 긴장을 풀 필요가 있다. 자기가 즐길 수 있는 운동도 중요하며 퇴근 후 목욕을 하는 것도 직업적 스트레스를 풀 수 있는 좋은 방법이다.

때로는 현실을 벗어난 미지의 세계로의 여행이나 상상과 환상도 도움이 된다. 직업적 스트레스를 피할 수는 없기 때문에 스트레스를 극복하는 데 무엇보다 중요한 것은 긍정적이고도 낙천적인 사고를 가지고 사는 것이다.

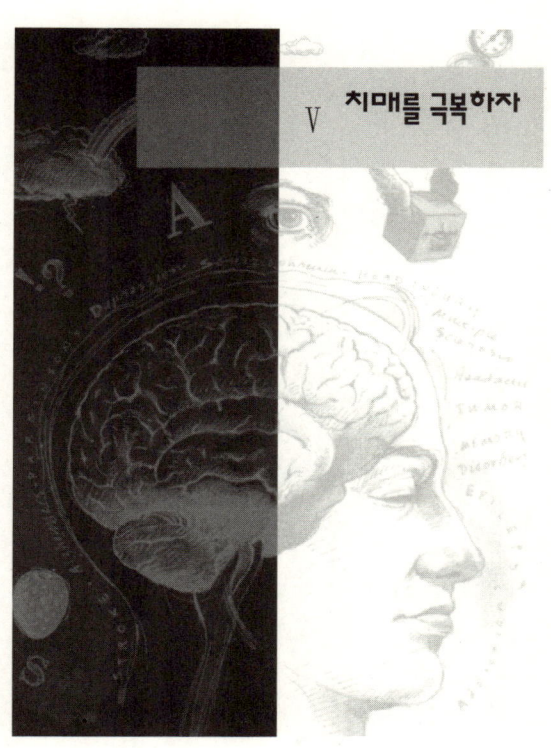

V **치매를 극복하자**

35 광우병과 치매

　최근 영국에서 발생하고 있는 소의 뇌질환인 광우병(狂牛病, 미친소병) 때문에 영국은 물론 전 세계가 경악을 하고 있으며 서둘러 영국 소고기의 수입을 금지하고 있다. 이유는 소에 오는 광우병이 인간에게도 전염될 가능성을 배제할 수 없다는 연구 결과 때문이다.
　소에 오는 광우병이 도대체 어떤 병이기에 이렇게 엄청난 파문을 일으키고 있는 것인가? 소가 〈광우병〉에 걸리게 되면 뇌가 광범위하게 파괴되어 스펀지 같이 구멍이 뚫리기 때문에 이병을 해면양뇌질환(海綿樣腦疾患, 스펀지 형태의 소의 뇌질환, bovine spongiform encephalopathy, BSE)이라고 부르고 있으며, 노인성 치매(알츠하이머 병)에서 나타나는 신경반이나 신경섬유 포도송이와 같은 뇌 병변도 적지만 나타난다. 따라서 이 병에 걸린 소는 사람도 못 알아보고 미친 듯이 날뛰거나 경련을 일으키다가 죽게 된다.
　원래 이 해면양뇌질환은 양이나 염소에서 흔히 관찰되는 병으로 양이나 염소에서는 〈스크라피 scrapie〉 병이라고 불려지고 있다. 〈크로츠펠트 야곱병〉과 〈쿠루〉로 불려지고 있는 거의 똑같은 해면양뇌질환이 사람에서도 발견되었으며 주로 치매와 경련발작이 나타난다.

  과거 인간의 뇌하수체에서 뽑은 성장 호르몬을 피하로 주사 받은 환자에서 크로츠펠트 야곱병의 발생이 많이 보고되었으며 뉴기니의 원주민들이 원숭이 뇌를 먹고 〈쿠루〉 병에 감염된다는 사실을 밝힌 가두세크 박사는 1976년 노벨상을 받았다. 이 해면양뇌질환이 무서운 것은 이와 같이 전염된다는 사실이다. 어떤 물질이 어떻게 전염이 되는가 하는 문제(감염원과 감염경로)가 완전히 밝혀지지는 않았지만 그 동안의 연구 결과 말초로 들어온 병의 원인물질이 림프계를 통해서 뇌와 척수로 들어간다는 사실이 일부 밝혀졌다.

  이 병은 보통 잠복기가 6개월에서 8년 정도로 길고 처음에는 바이러스가 일으키는 병으로 생각하였기 때문에 〈슬로우 slow 바이러스 병〉으로도 불렀다. 보통 전염병은 박테리아나 바이러스, 리케챠, 곰팡이와 같은 미생물에 의해서 발생된다. 그러나 그 동안의 연구 결과 이 해면양질환은 기존의 미생물이 아닌 독성 단백질에 의해서 일어난다는 사실이 가장 설득력 있게 받아들여지고 있다. 이 독성 단백질을 프리온 prion 단백질이라고 부르고 있으며 이 독성 단백질은 세포막에 정상적으로 존재하고 있는 정상 단백질에서 만들어진다. 아직도 잘 모르는 어떤 이유로 신경전도 기능을 하는 정상 단백질의 입체구조가 바뀌게 되어 프리온이라고 하는 독성 단백질로 변하게 되며 이렇게 구조가 변한 단백질은 우리 체내에 있는 단백질분해 효소에도 파괴가 되지 않고 뇌 신경계에 들어가서 뇌 신경계를 파괴하고 뇌 기능을 상실시켜 〈프리온 병〉이라고 하는 해면양뇌질환을 발생시키는 것으로 이해되고 있다. 노인성 치매가 베타 아밀로이드라고 하는 독성 단백질에 의해서 야기된다는 학설과 아주 유사하다.

어떤 자극에 의해서 어떻게 정상 단백질이 독성 단백질로 변하게 되는지는 아직 잘 모르고 있다. 이 병에 걸린 양의 조직 속에는 이 독성 프리온 단백질이 많이 있기 때문에 소가 양이나 염소 고기를 사료로 먹게 되면 이 독성 단백질이 소의 뇌에 들어가서 소의 뇌 신경세포에 있는 정상 단백질을 독성 단백질로 변하게 자극을 하여 소가 광우병에 걸리는 것으로 추정하고 있다.

광우병에 걸린 소고기나 뇌를 먹고 사람이 이 병에 확실하게 걸린다는 직접적인 증거는 없지만 영국에서 매년 50명 정도가 이 질환에 걸려 사망하고 있으며 소와 인간의 해면양뇌질환이 병리조직학적으로 똑같다는 사실이 그 가능성을 강하게 시사한다고 봐야 하겠다. 또 한 가지 중요한 사실은 앞에서 말한 바와 같이 우리 세포에 존재하고 있는 정상 신

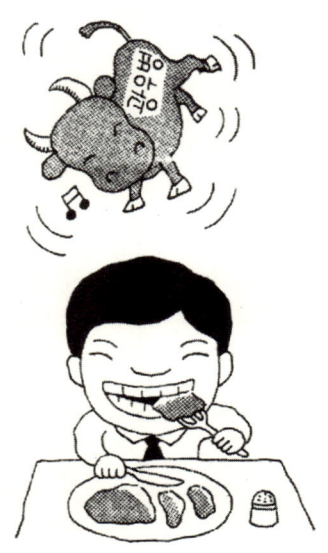

광우병과 치매 • 141

경기능을 하고 있는 정상 단백질에서 이 프리온 단백질이 만들어지기 때문에 노인성 치매처럼 어떤 자극이 가해지면 외부에서 이 독성 단백질이 들어오지 않더라도 누구라도 이 병에 걸릴 가능성이 있다는 사실이다. 현재 환자의 10%는 프리온 단백질 유전자의 선천적 이상(돌연변이)으로 유전성 해면양뇌질환을 앓고 있다.

 앞으로 감염경로, 원인 등의 보다 자세한 연구가 이루어져야겠지만 일부 학자의 지적처럼 21세기에는 환자의 발생이 상당히 늘어날 가능성을 배제할 수 없다. 따라서 전염되지 않는다는 확실한 증거가 없는 한 이 병에 걸리지 않기 위해서는 이 병에 걸린 소고기나 뇌를 먹지 않는 것이 최선이며 독성 프리온 단백질 생성을 자극할 수 있는 쓸데없는 약물 복용이나 뇌에 유해한 자극을 줄이거나 해소하도록 노력하고 다양하고 균형 잡힌 영양 섭취를 하도록 하는 것이 좋을 것이다.

36 머리 안 쓰면 치매 빨리 온다

　건강을 위해서는 운동이 필수적이다. 이 진리는 정신 건강에도 그대로 적용된다. 두뇌도 매일 한 시간 이상 운동시켜야 치매 발생을 예방하거나 줄일 수 있다.

　현재 65세 이상 노인의 약 10%, 85세 이상 노인의 약 반수가 알츠하이머 병(노인성 치매)에 걸리는 것으로 서구에서는 통계가 나와 있다. 우리 나라 사람의 평균수명도 21세기 중반에는 80세가 넘을 것으로 추정되고 있기 때문에 앞으로 노인성 치매 환자가 폭발적으로 증가하리라는 것은 의심의 여지가 없다. 1970년대 초 제2차 세계대전 당시 많은 사람들의 사랑을 받았던 여배우인 〈리타 훼이워드〉가 이 병에 걸려 3년 동안 침대에서 움직이지도 못할 정도로 비참하게 살다가 사망하였으며 최근에는 레이건 전 미국 대통령이 이 병에 걸려 전 세계인들을 안타깝게 한 이후 알츠하이머 병에 대한 전 세계의 관심이 높아지게 되었다.

　우리가 일생 동안 살면서 인생의 성숙기와 황혼녘에 이 병에 걸릴 가능성은 없는가 하는 문제는 실로 심각하지 않을 수 없다. 치료와 예방 대책은 과연 있는 것인가? 현재 많은 학자들이 연구를 하고 있기 때문에 다음 세기에는 어느 정도 치료와 예방 대책이 가능하리라 생각되지만 아직은 많은 의문이 해결되지 않고 있다. 최근에 이루어진 여러 연구에서 〈교육 수준〉이 알츠하이머 치매 발생과 어느 정도 관계가 있다고 지적하고 있다. 최근 네덜란드 에라스무스 의과대학 연구진은 학력이 낮은 사람들이 상대적으로 알츠하이머 병에 더 많이 이환되고 있음을 발표했다. 이들 연구진들이 22세 이상 성인 7천5백 명을 대상으로 치매증상 유무를 조사한 결과 470명의 치매 환자를 발견하고 그들 중 학력이 낮을수록 알츠하이머 치매가 많이 발생하는 것으로 보고하였다.

1993년 1월에 미국 캘리포니아 샌디애고 대학의 로버트 카츠만 박사는 중국 상해에서 554명의 노인성 치매 환자를 대상으로 교육 정도가 치매 발생에 미치는 영향에 대한 연구 결과를 발표하였다. 카츠만 박사는 교육 수준이 낮을수록 치매 발생이 증가한다는 사실을 보고하면서 중학교 이상의 교육을 받은 사람이 교육을 전혀 받지 않았던 사람에 비해 노인성 치매 발생이 4-5년 지연될 수 있다는 주장을 하였다. 카츠만 박사는 치매가 나타나려면 어느 정도의 뇌 신경세포의 파괴가 있어야 되는데 교육이 뇌 신경세포를 발달시켜 뇌의 지적 능력을 증가시켜 놓았기 때문에 치매 증세가 잘 안 나타나며 나타날 때까지 더 많은 시간이 소요된다고 이야기하였다.

그러나 다른 연구에서는 교육 정도가 치매 발생에는 직접 영향을 미치지 않고 치매 증세의 발현에 영향을 일부 미칠 수 있음을 보고하고 있다. 높은 교육 수준을 가진 사람들에 비해서 낮은 교육 수준을 가진 사람들은 의료 수혜에 접근할 기회가 적고 영양이나 수입도 상대적으로 적을 가능성이 많기 때문에 여러 가지 만성병에 걸릴 가능성이 그만큼 높아지게 된다. 그 결과로 노인성 치매에 걸릴 가능성이 높아진다는 설명도 하고 있다. 많은 학자들은 교육 정도가 높을수록 치매 증세가 경하게 나타나며, 교육 수준이 낮을수록 인지 기능의 장애가 더 심하게 나타난다고 생각하고 있다. 실제 교육 수준이 높을수록 치매 증세가 감추어져서 잘 안 나타난다.

인간의 뇌 신경세포는 지적인 자극이 가해지면 신경전도가 일어나는 신경가지가 두터워지고 회로가 넓어진다. 따라서 신경흥분이 가해졌을 때 두터워지고 넓어진 회로는 막힘 없이 원활하게 신경흥분을 전도할 수 있다. 교육을 받을수록 뇌의 지적 용적이 커지는 것은 사실이기 때문에 치매 증세가 늦게 나타나거나 경하게 나타나는 것이 일반적이다.

신경 독작용을 가진 베타아밀로이드 단백질 조각에 의해 일부의 신경세포가 망가져서 기능이 상실될 때 기능이 남아 있는 신경세포에 적절한 자극이 계속 가해지면 그 신경기능의 일부는 살아 있게 될 뿐만 아니라 교육에 의해 남아 있는 뇌 기능이 더 크기 때문에 치매 증세의 일부는 완화되거나 증세의 악화는 어느 정도 지연시킬 수 있다.

나이가 들수록 육체적 정신적으로 자극 없이 조용히 지내는 것은 좋

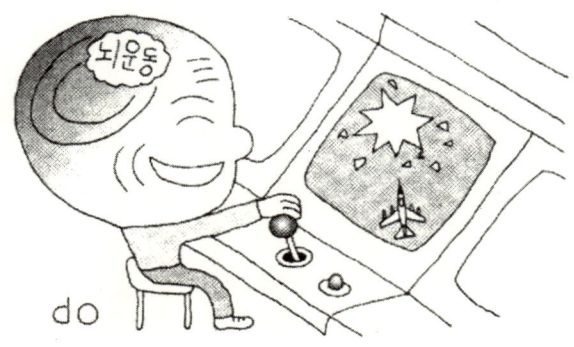

지 않다. 특히 주위로부터의 격리, 일로부터의 격리, 움직이지 않고 대접받으려는 자세가 뇌 신경세포의 원활한 활동을 방해하기 때문에 치매 발생을 촉진할 수 있다. 더욱 적극적으로 사회에 봉사하고 폭넓은 인간 관계를 유지하면서 하루 1시간 이상 독서, 사색과 같은 지적 활동을 증가시키거나 두뇌를 비교적 많이 사용하는 바둑, 장기를 두거나 전자 오락과 같은 게임을 하는 것이 좋다. 젊을 때와 달리 자주 잊어버린다 하더라도 반복해서 기억을 하도록 노력할 필요가 있다. 신체를 매일 운동시키는 것처럼 두뇌도 매일 한 시간 이상 운동시키는 것이 치매 발생이나 증세를 완화시킬 수 있다.

37 뇌 피로는 치매를 빨리 오게 한다

　나이가 들어감에 따라 인간의 기억이 어떻게 되는가 하는 것은 중요한 문제이다.
　인간의 생리기능은 30세가 지나면서 매년 약 1%씩 기능이 떨어지며 뇌 신경세포는 20세가 지나면서 매일 5만개 정도씩 줄어든다고 추정되고 있다. 20세 때를 100으로 하였을 때 50세 때의 뇌 혈류량과 뇌 중량은 약 80% 정도를 유지하지만 폐와 간, 신장, 심장의 기능은 더 많은 감소를 보여서 60% 정도의 효율밖에 내지 못한다. 이와 같이 나이가 들어감에 따라서 뇌의 기능은 다른 장기에 비해서 비교적 잘 유지되고 있는 것을 알 수 있다. 그러나 잘못 유지하면 기능의 감소가 더 심하게 나타날 수 있는 것이 바로 뇌이다.
　정상적으로 늙어 갈 때 나타나는 정신력의 감퇴는 노인성 치매 때 나타나는 정신력의 감퇴와는 전혀 다르다. 기억 연구로 유명한 도널드 헵 박사는 74세 때 『늙어 가는 나 자신을 바라보면서』라는 책을 썼다. 헵 박사는 47세가 되던 해에 늙어가고 있다는 징조를 처음 발견했다. 그는 논문을 읽으면서 이 부분을 기록해 두어야겠다고 생각하고 다음 장을 넘겼다. 그러자 그 부분이 이미 자기 자신의 글씨로 기록되어 있는 것이 아닌가. 그에게는 큰 충격이 아닐 수 없었다. 전에 이 논문을 읽은 기억이 전혀 나지 않았다. 이때가 그에게는 연구와 교육, 그리고 저술 활동이 가장 활발하던 시기였다. 새로운 실험실을 설계하고 있었고 대학교의 심리학과장직을 맡고 있을 때였다. 그는 저녁에는 일을 중단하고 쉬면서 영양을 보충하였다. 다시 기억력이 되살아났다. 더 많은 일을 하고 책임을 맡게 되는 중년의 사람들이 가장 간과하기 쉬운 점이 바로 이 점이다. 그들은 너무 과중한 부담을 안고 있는 것이다. 우리 인간의 기억력이 상당히 큰 것은 사실이지만 그렇다고 무한정한 것은 아니기 때문에 뇌의 기억력을 너무 혹사하면 이런 일이 일어날 수 있다.

우리의 뇌 신경세포는 일정 이상 계속 자극을 받게 되면 지쳐서 더 이상 반응을 잘 하지 않게 되는 〈불응기〉를 가지고 있다. 기억력의 가장

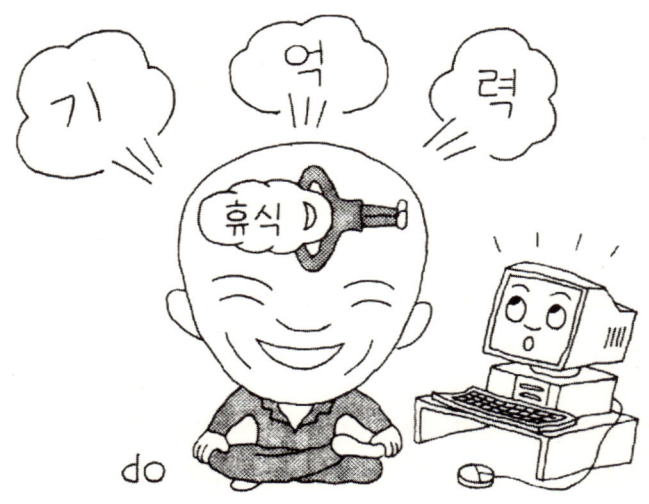

큰 적은 바로 뇌세포의 피로이다. 과도하게 뇌세포가 피곤하게 되면 기억력의 감퇴는 물론 무력감, 긴장성 두통, 심인성 위장관 질환, 고혈압 등의 질환 발생 빈도가 올라간다. 따라서 이러한 기억력의 감퇴를 줄이기 위해서는 일의 중간이나 저녁에는 일을 중단하고 적절한 정신적 휴식을 취하는 것이 중요하다.

잘 훈련된 기억은 신경세포 시냅스회로에 영구적이고 구조적인 변화를 일으켜 오래 기억으로 잘 저장된다. 즉 신경전도가 일어나는 시냅스 회로가 두터워지고 견고하게 되며 여기에 장기기억이 저장된다. 이런 구조적 변화가 일어나기 위해서는 단백질의 합성이 일어나야 하며 단백질이 합성되어 영구적으로 구조 속에 고정화되는 데 시간이 걸린다. 그러나 새로 형성된 기억이 구조 속에 고정화되기 전에 충격을 받는다든지 술을 먹게 되면 쉽게 없어지나 오래된 장기기억은 견고한 구조 속에 저장되어 있기 때문에 뇌가 조금 손상을 받아도 잘 없어지지 않는다. 따라서 나이가 들수록 기억을 잘 유지하기 위해서는 적절한 휴식을 취하고 고단백 음식을 섭취하는 것이 좋으며 시냅스회로를 마취시키는 술이나 수면제 등은 될 수 있는 대로 삼가는 것이 좋다.

38 노인성 치매가 증가하는 이유

 알츠하이머 병이라고 하는 노인성 치매 질환은 노인 인구가 급증하고 있는 현재 최대의 노화 질환일 뿐만 아니라 21세기에는 인류가 당면할 최대의 보건 문제로 등장하고 있다. 이미 미국에서는 400만 명 이상의 환자에 성인사망률 4위를 차지하고 있으며 65세 이상 노인 환자의 약 10%가 이 질병을 앓고 있는 것으로 알려지고 있고 21세기 중반까지 4배 이상 증가하리라 추정하고 있다.
 우리 나라에서도 일부 역학조사에 의하면 65세 이상의 약 10%가 치매를 앓고 있으며 그 반 정도인 대략 10만-20만 명 정도가 알츠하이머 병을 앓고 있는 것으로 추정되고 있어서 이미 커다란 사회적 문제를 불러일으키고 있다.
 치매는 기억력의 장애를 포함한 정신기능의 전반적인 장애가 특징적으로 나타나는 증후군을 말하며 그 원인은 다양해서 알츠하이머 병과 중풍의 후유증으로 발생하는 혈관성 치매가 가장 많다. 나머지는 알코올성 치매 양쪽을 다 앓고 있는 것으로 알려지고 있다. 이 병은 초기에는 경미한 기억력의 감퇴로 시작하지만 조금 더 진행이 되면 주소나 전

화번호를 잊어버릴 뿐만 아니라 평소에 잘하던 계산이나 셈도 못하게 되고 자기 자신이 누구인지도 모를 정도로 뇌의 고등정신 기능의 감퇴가 심하다.

옷을 입는 방법, 밥먹는 법, 계단을 올라가는 방법과 같은 일상생활을 영위하는 방법도 잊어버리기 때문에 어린이와 마찬가지로 하나 하나 다시 가르치며 반복 연습을 시켜야 한다. 조금만 부주의하면 언제 사고를 당할지 모른다. 심한 경우에는 대소변을 가리는 법도 잊어버려서 아무데서나 대소변을 보는 경우도 허다하다. 조그마한 일에도 감정적으로 서운해하거나 흥분을 잘해서 주위 사람들과 불화도 자주 일으키게 된다. 따라서 환자를 돌보는 가족들이 환자보다 더 많은 고통을 받게 된다. 환자 혼자서는 꼼짝할 수도 없기 때문에 온 가족이 교대로 환자에 매달려야 한다. 이런 이유로 노인성 치매를 〈전 가족을 황폐화시키는 질환〉 또는 〈세기의 질환〉이라고도 부르기도 한다.

현재까지의 연구 결과 뇌 조직에 〈베타 아밀로이드〉라고 하는 잘 녹지 않는 독성 단백질 조각들이 세포 속과 바깥에 쌓여 뇌 신경세포를 죽임으로써 노인성 치매가 발생되는 것으로 알려지고 있다. 그래서 이 아밀로이드라고 하는 독성 단백질이 어떤 이유로 해서 뇌조직에 광범위하게 생성되어 침착하는가가 가장 중요한 연구의 초점이 되고 있다.

과거에 비해 노인성 치매 환자가 급증하고 있는 이유는 무엇인가? 노령 인구의 증가가 가장 중요한 이유가 되지만 이 외에도 날로 증가하는 스트레스와 공해, 그리고 환경오염, 고혈압이나 당뇨병 같은 성인병의 증가, 알코올을 위시한 각종 약물 남용 등이 뇌 신경세포의 파괴를 촉진시켜 노인성 치매가 증가되지 않나 생각하고 있다.

여러 가지 위험인자 가운데서 가장 가능성 있는 위험인자로 〈두뇌손상)이 지적되고 있다. 미국 컬럼비아 대학 신경정신과 교수인 리처드 매요 박사는 미국 북부 맨해튼 지역 노인들을 대상으로 광범위한 역학 조사를 실시한 결과 의식 상실이 동반된 두부 손상은 알츠하이머 치매의 위험인자가 될 수 있음을 보고하였다. 또 다른 조사에서도 10년 전에 입은 심한 두부 손상이 위험인자가 된다는 사실을 보고하였다. 최근 영국에서 권투선수 출신자와 그 밖의 머리 부상자들의 뇌조직을 검사한 결과 알츠하이머 병에서 발견되는 아밀로이드 단백질 덩어리들을 발견하였다. 이런 신경반이 생기려면 최소 15년은 걸리는 것으로 생각하여 왔으나 머리 손상 후 15일 이내에 사망한 이들의 뇌조직에서도 이런 아밀로이드 신경반이 생길 수 있음이 입증된 것이다.

치매환자 뇌의 핵자기공명영상(MRI)

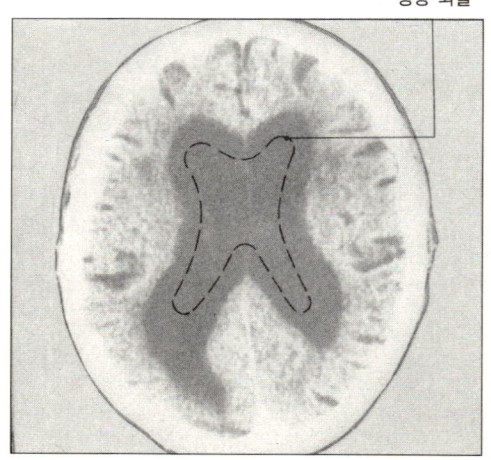

정상 뇌실(실선)에 비해 치매환자 뇌실은 신경세포의 파괴로 인한 뇌피질의 위축으로 더 넓어진다.

이렇게 짧은 시간 내에 신경 독작용을 가진 아밀로이드 신경덩어리가 생길 수 있다는 것은 두부 손상이 노인성 치매 발생에 중요한 인자가 될 수 있음을 시사하는 것이다. 따라서 우리들은 두부 손상을 입지 않도록 각별히 조심하여야 후일 노인성 치매에 걸리지 않고 행복한 노년을 보낼 수 있다.

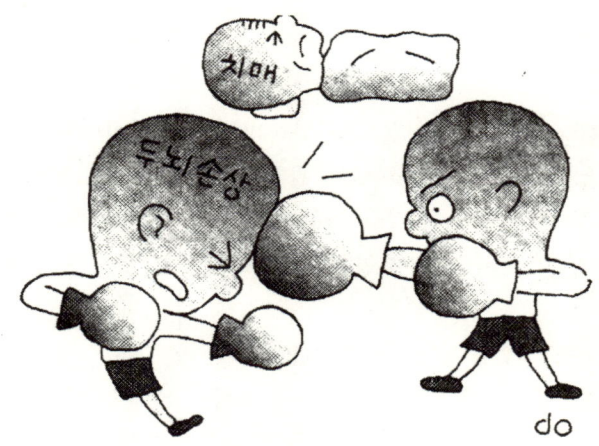

39 어떤 사람이 알츠하이머 치매에 잘 걸리나

　우리가 한평생 살면서 인간을 황폐화시키는 알츠하이머 병에 걸릴 가능성이 있나 없나? 치매를 앓고 있는 친척이 있다면 나도 걸릴 가능성이 실제로 높은 것인가? 치매에 걸릴 가능성을 예측할 수 있는 인자가 있는가? 피할 수 있는 길은 있는 것인가? 위험인자를 감소시킬 방책이 있는가?
　이상의 의문은 정말로 중요하지만 현재 많은 연구에도 불구하고 속시원한 해답이 나오고 있지 않다. 그러나 현재까지 몇 가지 위험인자가 알려지고 있다. 많은 학자들이 조절 가능한 위험인자를 찾으려고 노력하고 있다.
　가장 중요한 위험인자가 나이이다. 나이가 많을수록 알츠하이머 병에 걸릴 가능성은 점점 높아진다. 현재의 통계에 의하면 65세 이상 인구의 10%에서, 5세 증가할수록 배가 증가하고, 85세가 되면 약 반수에서 이 치매에 걸리는 것으로 알려지고 있다. 비록 나이는 우리가 조절할 수 있는 인자가 아니지만 다른 위험인자에 노출되지 않도록 조심해야 한다.
　다음으로 중요한 인자가 가족력과 유전이다. 가까운 친척 중에 알츠하이머 치매를 앓고 있는 사람이 있으면 없는 사람보다 알츠하이머 치매에 걸릴 위험이 더 높다는 것은 널리 인정받고 있다. 이 위험인자 역시 우리가 조절할 수 있는 인자가 아니지만 가능성이 높은 사람일수록 다른 위험인자에 노출되지 않도록 노력하는 길이 최선이다.

최근에 연구된 많은 연구 결과를 보면 콜레스테롤 대사에 관계하는 아포리포단백질 E4(APO E4)형을 가진 사람이 E2나 E3형을 가진 사람보다 적어도 알츠하이머 치매에 걸릴 위험이 3배 이상 높다는 사실이 알려지고 있다. 정상인의 5-10%는 E2형, 75-90%는 E3형을 가지고 있으며 10-20% 정도가 E4형을 가지고 있다. 그러나 알츠하이머 환자 중에서는 E2형을 가진 사람이 3% 정도, E3형을 가진 사람이 40-60%로 30% 이상 감소하나, E4형을 가진 사람은 30-60%로 3배 증가하고 있다. 특히 ApoE-4 유전자가 두 개인 사람(인구의 1-3%)은 ApoE-4 유전자가 하나도 없는 사람보다 노인성 치매에 걸릴 위험이 5배-10배 이상 높다.

미국 듀크 대학의 앨런 로지스 박사는 두 개의 유전자가 모두 ApoE-4인 사람은 80-90%가 80세 이전에 치매에 걸리게 되며 일반적으로 발병 연령이 낮아진다고 보고하고 있다. 따라서 E4형은 알츠하이머 치매 발생을 의미 있게 증가시키는 것으로 일반적으로 인정되고 있으며 E4형을 가진 사람이 두뇌 손상을 받았을 때 특히 치매 발생이 증가할 수 있다는 연구보고들이 나오고 있다. 그러나 알츠하이머 환자 중에 E4형을 가진 사람의 상당수(10-20% 이상)가 치매에 걸리지 않고 있으며 치매환자 중 50-60%는 E2, E3을 가지고 있기 때문에 아포리포단백질 E4형이 원인이라기보다는 중요한 위험인자로 생각되고 있다.

그러나 ApoE-4 유전자를 전혀 가지고 있지 않은 사람도 알츠하이머 치매에 걸리는 이유가 무엇이며 이 병이 왜 노년기에만 나타나느냐 하는 문제는 여전히 숙제로 남아 있다. 현재까지 연구된 바로는 E2나 E3형에 비해 E4가 독작용을 가지고 있는 베타아밀로이드 단백질과 더 잘 결합하여 이 아밀로이드 단백질을 더욱 잘 녹지 않는 불용성의 물질로 만들며 그 결과 독성을 더욱 증가시키는 것으로 알려지고 있다.

우리는 현재 유전자 분석기술을 사용하여 모든 사람의 아포리포단백질형을 판별할 수 있다. 그러나 이 위험인자 역시 현 단계로는 조절할 수 있는 인자가 아니다. 이 인자를 가지고 있는 사람은 살면서 치매에 걸릴 가능성 때문에 항상 불안해 할 수 있고 이 불안이 치매 발생에 기여할지도 모른다. 따라서 대책 없이 유전자 검사하는 것은 큰 도움이 되지 못 할 것이다. 그러나 E4형을 가진 사람들은 치매 발생을 증가시키는 요인에 노출되지 않도록 조심하는 수밖에 없다. 즉 두부 손상을 받지 않도록 특히 조심해야 하며 알코올 섭취를 될 수 있는 한 삼가고 혈압이 높지 않도록 조심해야 한다.

40 환경 오염이 치매를 부른다

　노인성 치매는 심한 인지 기능의 손상과 기억 상실을 주로 나타내는 병으로 1906년 독일의사 알로이스 알츠하이머가 처음 발견해서 기술했기 때문에 〈알츠하이머 병〉으로 불려지고 있다.
　현재 우리 나라에서 65세 이상 고령 인구가 5% 정도에 머물고 있지만 앞으로 21세기 중반에는 계속 증가하며 20%를 넘을 것으로 추정하고 있다. 또한 갈수록 환경의 파괴와 환경오염이 급증할 것으로 생각되기 때문에 알루미늄과 같은 중금속이 노인성 치매 발생에 어떤 영향을 미칠 것인가 하는 문제는 실로 중요하다. 알루미늄은 지표면에 있는 가장 흔한 금속 이온이며 여러 종류의 식기나 건축자재로 널리 사용되고 있을 뿐만 아니라 물을 정화하는 데도 쓰이고 있으며 위궤양 치료제인 제산제의 성분으로도 사용되고 있다.
　혈액 내의 해로운 노폐물들은 신장을 통해서 오줌으로 배설되나 〈신부전증〉을 앓고 있는 사람들은 신장기능이 아주 나쁘기 때문에 이 노폐물들은 오줌으로 나오지 못하고 계속 체내에 쌓여 독성 효과를 나타낸다. 1970년대까지는 체내에 쌓인 독성 노폐물들을 빼내기 위해서 알루미늄이 포함된 혈액투석액을 사용하여 독성 노폐물들을 혈액에서 뽑아냈다. 이때 투석액 속에 있던 알루미늄이 환자의 뇌에 축적하여 치매가 발생된 경우가 많이 보고되었으며 그 후 알루미늄이 노인성 치매의 원인이라는 가설이 강력하게 제기되기 시작하였다.

1940년대부터 1970년대 말까지 미국 온타리오의 한 광산에서는 먼지 중의 실리콘 흡입으로 생기는 규폐증을 방지할 목적으로 알루미늄 분말을 뿌렸는데 여기에서 일한 광부들을 추적 조사한 결과 인지 기능 및 기억 기능의 감소가 뚜렷하게 나타났다. 노출 기간이 길수록 손상 정도는 심했고 기억을 상실하는 경우도 발견되었다.

또 다른 역학조사에서도 알루미늄이 많이 함유된 음료수를 마시고 있는 지역에서 알츠하이머 치매 발병률이 높다고 보고하고 있다. 토끼에게 알루미늄 분말을 흡입시키면 알루미늄이 뇌에 쌓여서 노인성 치매의 병변을 일으킬 수 있음을 뉴욕 마운트시나이 의과대학의 다니엘 펄 교수는 보고하였으며, 실제 알츠하이머 치매 환자의 뇌 조직 내에 알루미늄 농도가 정상인에 비해 최고 50배까지 높음을 보고하였다. 그러나 다른 연구자들은 환자 뇌조직에서 알루미늄 농도가 높다는 것을 증명하지 못했으며 알루미늄 섭취가 높은 지역에서의 역학조사에서도 치매 발병률이 그다지 높지 않음을 지적하고 있다.

그러나 최근의 여러 연구들은 알루미늄이 신경 세포막과 적혈구 막에서 과산화 인 지질 생성을 증가시켜 헤모글로빈으로부터의 산소 해리를 저하시켜 뇌세포에 만성적인 산소 결핍을 야기할 수 있음을 보고하고 있다. 이런 효과 외에 알루미늄은 최소한 아밀로이드 독성 단백질과 견고하게 결합하여 뇌세포에 축적될 뿐만 아니라 뇌세포에 독성을 증가시키는 것 같다.

사람이 하루에 섭취하는 음식과 음료수에서 섭취하는 알루미늄은 많아야 40mg 정도인데 제산제에는 1,000mg이나 함유되어 있기 때문에 알루미늄이 치매 발생을 증가시키지 않는다는 확실한 증거가 나오지 않는 한 알루미늄이 함유되어 있는 제산제 복용을 특히 노인들은 조심할 필요가 있다. 같은 이유로 알루미늄 식기보다 스테인리스 식기 등을 사용하는 것이 보다 안전하다고 하겠다.

보다 근본적인 대책은 우리의 자연 환경을 중금속 오염으로부터 보호하는 일이다. 그렇게 함으로써 우리는 치매에 걸리지 않고 백수를 누릴 수 있을 것이다.

41 공해물질이 노화를 촉진한다

　오리처럼 엉덩이를 내밀고 손을 떨면서 아주 천천히 그리고 힘겹게 발걸음을 옮기는 무표정한 얼굴 모습을 한 노인들을 가끔 보게 된다. 물어도 잘 대답도 못하고 때로는 기억력도 감퇴되어 치매 증세를 보이는 환자도 있다. 얼굴 근육, 팔다리 근육을 지배하는 뇌 부위가 노화되어 망가졌기 때문에 표정이 없는 얼굴 모습이 나타나고 팔다리 근육의 움직임이 아주 약하게 되는 것이다. 이런 병을 파킨슨 병이라고 부른다.
　이 병은 나이가 들수록 발생 빈도가 증가하는 중요한 노화 질환의 하나로 55세 이상에서는 1% 이상 이 병에 걸리는 것으로 보고되고 있다. 한때 헤비급 권투선수로 이름을 날렸던 무하마드 알리도 이 병으로 거의 폐인이 된 것을 지난 애틀란타 올림픽 성화 점화 광경에서 보고 많은 사람들이 안타까움을 감추지 못하였다. 한창 시절 나비처럼 날아 상대방을 벌처럼 쏘던 철권은 어디로 가고 이제는 일상의 대화도, 움직임이기도 힘들 정도가 되었으니 인생무상을 느끼지 않을 수 없다. 한방의 주먹으로 많은 돈은 벌었지만 대신 머리 한가운데에 있는 운동을 지배하는 뇌 신경세포가 손상을 받아서 돈을 마음대로 사용해 보지도 못하고 파킨슨 병에 걸려 인생 말년을 외롭고 불운하게 보내고 있다.

미세한 운동조절 기능을 담당하고 있는 뇌 중간 부위가 쉽게 파괴되기 때문에 운동기능이 심각하게 장애를 받는다. 뇌 손상이 창조와 고도의 정신 및 인지 기능을 관할하는 대뇌피질 부위와 변연피질 부위로 확대될 수 있기 때문에 파킨슨 병 환자의 약 25-40%가 치매 증세를 나타내며 파킨슨 병 환자의 약 15-30%는 실제로 알츠하이머 형 치매를 앓고 있는 것으로 보고되고 있다. 이 환자들은 파킨슨 병과 치매 둘 다 가지게 되는 것이다.

이 병의 발생 원인은 정확히 밝혀져 있지 않다. 그러나 최근에 이 병의 원인규명에 대해서 중요한 진전이 이루어지고 있다. 1970년대 후반에서 1980년대 초반에 미국에서는 젊은 나이에 파킨슨 병이 집단으로 발생하는 사태가 벌어져 많은 학자들을 긴장시켰다. 역학조사 결과 이들은 모두 모르핀 계통의 마약인 메페리딘 마약을 자가 제조하여 상습적으로 복용하던 마약중독자들임이 밝혀졌다. 제조 과정에서 생성되는 메페리딘 마약과 아주 유사한 구조를 가진 불순물을 제거하지 않고 사용하였기 때문에 이 불순물(MPTP라고 부름)이 운동을 관장하는 뇌 신경세포를 파괴하여 파킨슨 병이 발생했던 것이다. 따라서 환경오염물질이나 공해물질에 의해서 이 병이 발생될 수 있다는 가능성이 제시된 것이다. 즉, 화학물질에 의해서 파킨슨 병이 발생될 수 있다는 중요한 증거가 처음으로 구체적으로 밝혀진 것이다.

아직도 노인들에게 잘 생기는 이 병의 발생 원인은 밝혀지고 있지 못하다. 고도의 정신기능을 관장하는 대뇌 신경세포는 별로 영향을 받지 않는데 왜 뇌의 중간부위에 위치하고 있는 운동을 관활하는 검은 색소를 띤 신경세포(도파민 세포)만이 빠른 속도로 사멸되는가? 불가사의한 일이 아닐 수 없다.

고도로 산업화된 사회 속에서 날로 늘어만 가는 공해물질들, 특히 마약 속에서 발견된 MPTP와 유사한 어떤 공해물질이 이 병의 원인일지도 모른다. 이런 의미에서 무분별한 쾌락추구를 위한 마약 및 각종 약물의 남용, 환경공해물질의 방치, 자연의 파괴는 인간을 영원한 파멸의 길로 인도할지 모른다. 인생의 완숙기에 서서히 나타나 인생을 파멸의 길로 인도하는 파킨슨 병은 인류가 반드시 극복해야 할 노화 질환이다.

파킨슨 병은 수전증(손 떨리는 증세), 경직된 관절운동, 얼굴 근육의 마비증세, 오리처럼 뒤뚱거리는 불편한 걸음, 기억과 감정 표현이 감소하는 치매 증세 등을 초래, 가족은 물론 본인의 인생은 크나큰 타격을 입게 된다. 흔히 나이가 들어감에 따라서 나타나는 손 떨리는 증세는 정상적인 노화 과정의 하나로 생각할 수 있지만 앞에 언급한 여러 가지 증세가 같이 나타날 때는 그냥 넘겨버릴 수 없다. 이 파킨슨 병은 정확한 원인을 모르는 경우가 대부분이지만 머리에 심한 외상을 입은 전력이 있는 경우(운동선수, 교통사고 등)에 뇌의 한가운데에 있는 운동을 관장하

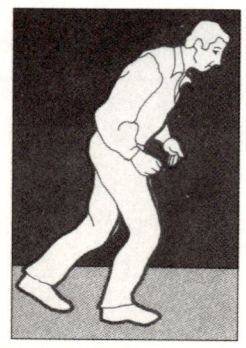

전형적인 파킨슨 병 환자의 모습.

는 〈도파민〉 신경세포가 손상을 받아 생길 수 있다.

지금까지 시행해온 주치료법은 부족한 도파민을 보충해 주기 위해서 도파민을 만드는 원료물질인 도파를 투여해 주는 것이다. 그러나 장기 치료시 약물 효과가 떨어지고 뇌 중간부위 이외에도 도파민이 과도하게 생성되어 기립성 저혈압, 구토를 일으키는 등의 부작용 때문에 문제가 되고 있다. 이러한 문제점들을 줄이기 위해서 최근에 환자 자신의 부신수질을 이식하는 방법을 시행해 왔다. 그러나 부신수질이 도파민을 생성하지만 아드레날린을 더 많이 만들어내기 때문에 치료 효과가 문제가 될 수 있다.

이러한 문제점을 개선하기 위해서 최근에는 태아의 도파민 신경세포를 배양해서 이식하는 치료법이 개발되었다. 그러나 이 태아뇌신경세포 이식법은 성공률은 높으나 뇌속에서 오랫동안 태아세포를 유지시키기가 쉽지 않고 가장 큰 문제점으로 태아조직을 사용하는 것에 대한 윤리 도덕적인 문제가 지적되고 있다.

이러한 부신 및 태아조직이식법의 문제점들을 극복하기 위해서 도파민생성효소 유전자를 세포에 넣어주는 유전자치료술이 연구되고 있다. 파킨슨 병을 앓고 있는 환자의 말초조직세포를 시험관에서 배양한 후 이 배양세포에 도파민을 만들 수 있는 합성효소의 유전자를 특수한 방법으로 넣어주어 도파민생성 세포를 인위적으로 만든 후 이 세포를 환자의 뇌에 이식하는 방법이 유전자치료술이다.

현재로서는 배양세포를 뇌에 오래 유지시키기가 힘들고 도파민 생성량을 적절하게 조절할 수가 없는 등 문제점들이 많이 있지만 멀지 않은 장래에 뇌의 노화 질환에서도 유전자치료술이 크게 각광을 받을 것이다.

42 납중독의 무서움

최근 미국 의사회지는 말 안 듣고 공부 안 하고 반항적인 아이들은 정상아동들보다 납중독에 걸려 있을 가능성이 높다고 보고하고 있다. 그래서 이제부터는 체내의 납 함유량을 조사해보면 그 아동이 앞으로 반사회적 문제아가 될 것인지를 미리 알아낼 수 있다는 주장도 나오고 있다.

이미 20년 전에 노벨 의학상을 수상한 석학 듀보 Dubos 박사도 현대문명 또한 납중독으로 망할지도 모른다고 경고한 적이 있다. 로마가 납중독으로 망했다는 것은 사학자들의 일반론이며 로마 귀족들이 납으로 만들어진 술잔으로 계속 술을 마셨다는 것은 잘 알려진 역사적 사실이다. 산업혁명 전만 해도 우리의 몸에 들어 있는 납의 총량은 2 mg에 불과했다. 그러나 오늘날 우리는 몸속에 무려 200 mg의 납을 지닌 채 살고 있다.

우리는 현재 누구나 납중독에 쉽게 걸릴 수 있는 오염된 환경 속에서 살고 있다. 자동차 배기 가스에서 뿜어 나오는 납 증기를 마시거나 피부에 닿으면 납이 몸안에 스며들어 뼛속에 오래 오래 축적된다. 납땜질로 만들어진 장난감을 가지고 놀 때, 페인트 칠한 장난감을 가지고 놀 때, 더구나 페인트 껍질을 입에 갖다 댈 때, 그리고 연필심을 입에 댈 때 아이들은 서서히 납에 중독될 수 있다.

뿐만 아니라 납을 많이 사용하는 자동차 제조업이나 조선업, 페인트업이나 인쇄업, 도자기 제조 등에 종사하는 사람이나 그리고 납땜질을 하는 모든 산업의 역군들, 납땜으로 만들어진 가정용구를 매일 사용하는 주부 등등, 모두가 납중독의 위험 속에 살아가고 있다. 단맛을 내기 위해 술을 빚을 때 납을 넣는 민간 요법이 아직도 성행하는 예가 있으며, 상당수의 생약이나 한약 중에 납이 많이 함유되어 있어 문제가 되고 있음은 잘 알려진 사실이다.

납에 중독되면 급성인 경우, 우선 복통이나 변비 등 위장장애가 나타나며 오래되면 적혈구가 상하여 빈혈이 나타난다. 또한 뇌와 척수 등 중추신경에 중독을 일으켜 불면증, 두통, 현기증, 기억력 저하, 신경불안증, 우울증, 정신적 광란증 등 갖가지 정신증상이 나타나게 된다. 특히 아동들의 경우는 말을 안 듣고 반항하며 공부를 안 하는 것은 물론, 술과 성관계, 마약 등 사회적 금기 행위를 통해 자신의 중독증상을 달래보려는 방향으로 자기도 모르게 탈선하게 된다.

따라서 환경을 이러한 중금속 오염으로부터 보호하는 일이 우리 인류를 살리는 첩경이라는 사실을 인식하여야 한다. 눈앞의 편리성과 경제적 이익 추구 때문에 우리의 소중한 자연환경이 죽어간다면 인류가 멸망의 길로 들어설 수밖에 없다는 사실을 뼈저리게 느껴서 환경을 정화하는 일에 앞장서야 오래도록 무병장수할 수 있을 것이다. 하나밖에 없는 우리의 지구 환경을 깨끗하게 유지하기 위해서 때로는 문명의 이기 사용을 제한하는 등의 불편함을 감수할 줄 알아야 할 것이다. 납중독이

판명되면 납을 제거하는 약인 BAL이나 페니실라민 Penicillamine이라는 약을 사용한다.

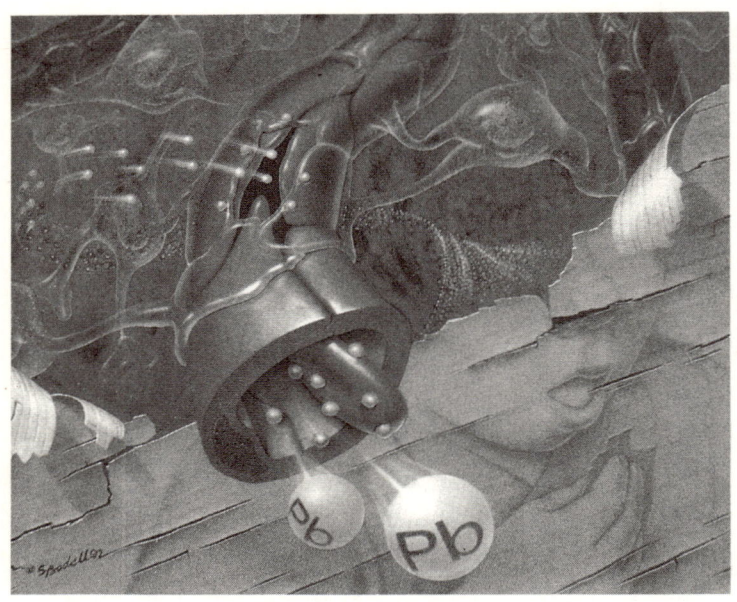

납(Pb)이 혈류를 따라 뇌로 들어가서 독성을 끼친다.

43 에스트로겐, 여성의 치매를 예방한다

　에스트로겐은 여성을 특징짓는 여성 호르몬이며 안드로겐은 남성을 특징짓는 대표적 남성 호르몬이다.
　이런 성 호르몬은 이차적인 성 특징이 나타나는 사춘기 때부터 남성과 여성에 특징적으로 높게 나타나다가 폐경기가 시작되는 40-50대에 급격히 줄어든다. 최근의 여러 보고에 의하면 치매는 에스트로겐이 잘 나오지 않는 노년기의 여성에서 더 많이 나타나며 여성 호르몬인 에스트로겐을 투여하면 일부 환자에서 기억 기능 등의 인지기능이 개선될 수 있다고 한다.
　어떻게 에스트로겐이 일부 환자에서 치매 발생에 영향을 미치는지는 잘 모르고 있지만 이 호르몬이 두뇌 신경세포의 구조와 활성 유지에 중요하다는 보고는 많다. 현재까지 알려진 바로는 노인성 치매의 원인으로 독성을 나타내는 베타 아밀로이드 단백질이 지적되고 있다. 여러 가지 복합적인 요인에 의해 이 독성 단백질 생성이 과도하게 되면 뇌가 광범위하게 파괴되어 치매가 발생한다고 믿고 있다. 따라서 이 독성 단백질 생성을 억제하는 약이 발명된다면 치매는 보다 근본적으로 치료가

될 수 있을 것이다. 에스트로겐 호르몬이 이 독성 단백질 생성에 영향을 미친다는 증거는 아직 없기 때문에 치료 효과보다는 남아 있는 신경세포의 기능에 약간의 영향을 미쳐서 일부 증세의 호전이 오지 않나 생각하고 있다. 이런 의미에서 에스트로겐 여성 호르몬은 뇌기능 유지 효과와 항치매 효과를 동시에 가지고 있는 아주 유용한 호르몬으로 여길 수 있다.

이 에스트로겐 호르몬은 말초에 있는 난소에서 주로 만들어져서 유리되어 작용한다. 말초에서 만들어진 물질이 거꾸로 두뇌기능에 영향을 미칠 수 있다는 말이다. 즉, 중추와 말초는 일방이 아닌 쌍방 통행인 것이다.

또한 최근 솔즈베리 건강 연구소의 그레고리 박사는 산후 3개월이 지나 우울증으로 진단된 여성을 6개월 동안 조사하였는데, 조사 후 1개월 된 시점에서 에스트로겐을 투여한 결과 우울증이 호전되었음을 보고하였다. 대부분의 산후 우울증은 6개월 이내에 자연 치유되지만 1년 경과 후에도 우울증이 남아 있는 경우도 25% 정도 된다.

지금까지 산후 우울증인 여성에게는 상담을 하거나 항우울제를 투여해 왔다. 그러나 효과가 좋지 않은 경우도 있었기 때문에 문제가 되어 왔다. 어떻게 에스트로겐이 산후 우울증을 좋게 하는지 작용기전은 확실치 않지만 산후에 호르몬 분비가 크게 변화하기 때문에 에스트로겐이 이런 급격한 변화를 일부 보정해 주지 않나 생각하고 있다. 그러나 좀더 자세한 연구가 필요하다. 이와 같이 생체성 호르몬은 항상 적절히 분비되어 우리의 두뇌 건강을 지키고 있다.

44 뇌졸중과 글루탐산

 우리 나라에서 사망원인 1-2위를 차지하는 것이 흔히 중풍이라고 하는 뇌졸중이다. 뇌졸중은 뇌혈관 장애로 인한 질환의 총칭이며 일반적으로 갑자기 뇌혈관에 순환장애가 일어나 의식이 없어지고 신체가 마비되는 뇌혈관 질환을 말한다. 뇌졸중은 뇌혈관이 막혀서 생기는〈뇌경색〉과 뇌혈관이 터져서 생기는〈뇌출혈〉이 있으나 생활 패턴의 변화로 뇌경색이 점차 증가하고 있다.
 일반적으로 정상적인 뇌의 혈관 벽은 1,500mmHg라는 높은 혈압에도 견디는 탄력성과 유연성을 가지고 있으나 혈관이 약해져 있는 부위는 200mmHg의 혈압에도 쉽게 파열되어 뇌출혈이 생긴다. 혈압이 높은 나이 많은 사람이 무리하게 힘드는 일을 하거나 일상생활에 피로가 겹치거나 심한 충격을 받았을 때 갑자기 혈압이 올라가서 잘 발생되기 때문에 평소에 혈압을 잘 조절해야 하며 무리하게 힘드는 일이나 충격을 받지 않도록 주의하여야 한다. 대개 혼수상태에서 24시간 안에 깨어나지 못하면 위험하며, 이와 같은 혼수상태에서 반수 이상이 사망하게 된다. 출혈이 소규모일 때는 졸도하는 일없이 출혈하는 뇌 부위에 따라 마비되는 부위가 달라진다. 뇌피질 상부에 출혈이 일어나면 손은 움직일 수 있으나 발과 다리는 움직일 수 없게 된다. 머리 옆쪽 측두엽 부위의 혈관이 막히거나 출혈하면 사지는 멀쩡하지만 말을 하지 못하게 되며 소뇌 부위에 출혈이 있으면 평형감각이 상실되어 비틀거리게 된다. 뇌피질 연합영역이 침범되면 전형적인 치매가 온다.

  뇌경색은 나이가 들면서 노화와 함께 높은 콜레스테롤 값, 운동부족, 담배, 비만, 스트레스가 누적되어 뇌동맥의 경화가 심해지면 뇌동맥 내부가 좁아져서 잘 막히게 되며 신체의 다른 부위에서 흘러 들어온 작은 혈액 덩어리가 이 좁은 혈관을 막을 때도 생긴다. 주로 당뇨병, 심장병이 동반될 때나 피임약을 상용하는 경우에 뇌경색이 잘 생기기 때문에 이들 선행질환을 잘 치료하는 것이 무엇보다 중요하다. 뇌는 우리 몸무게의 2.5%밖에 차지하고 있지 못하지만 뇌로 가는 혈류량은 그 10배인 20% 정도를 차지하고 있을 정도로 그 기능이 중요하다. 따라서 뇌 신경세포는 산소가 공급되지 않으면 3분 이내에 죽기 시작한다.

  뇌졸중은 뇌로 피를 운반하는 뇌혈관이 핏덩이에 의해 막히거나 혈관이 터져서 산소 공급이 차단될 때 일어난다. 일단 혈관이 막히거나 터져서 산소 공급이 중단되면 뇌세포의 손상을 막는 것은 거의 불가능하다. 산소 공급이 중단되면 뇌 신경세포는 어떤 과정을 거쳐서 죽는가 하는 문제가 중요한 관심의 대상이 되어 왔다. 죽는 과정을 정확히 파악할 수 있다면 중간에서 차단할 수 있는 길을 찾을 수 있기 때문이다.

  산소를 공급받지 못한 신경세포는 흥분성 신경전달물질인 글루탐산을 방출하게 되고 이 글루탐산은 다른 신경세포막에 있는 수용체에 찰싹 달라붙게 된다. 글루탐산이 붙은 수용체는 활성화되어 수용체 한 가운데로 칼슘이 통과할 수 있는 통로가 만들어지게 되며 세포 바깥에 많이 있는 칼슘이 세포 내로 들어오게 된다. 이 칼슘은 뇌 신경세포 내에서 무서운 파괴행동을 저지르게 된다. 소량의 칼슘은 세포가 정상기능을 하는 데 필수적이나 정상보다 천 배 이상 높은 농도의 칼슘은 중요한 효소를 활성화시켜 세포의 구조를 바꾸고 에너지 공장에 파업을 일으킬 뿐만 아니라 신경세포를 과도히 흥분시켜 죽게 만든다. 이때 신경세포를 부추겨서 더 많은 글루탐산을 뇌 조직 내로 방출시켜 신경세포의 파괴가 지속적으로 일어나게 된다.

여기서 글루탐산이 수용체에 결합하지 못하게 하거나 칼슘 통로를 열지 못하도록 억제시킬 수 있다면 신경세포의 파괴가 상당히 줄어들 수 있을 것이다. 현재 여러 종류의 글루탐산 수용체 억제제와 칼슘 통로 억제제의 개발을 시도하고 있다. 이런 약들이 개발되어 나온다면 뇌졸중과 같이 우리들은 물론 가족까지도 고통의 나락에 빠지게 하는 질병에서 벗어날 수 있을 것이다.

그때까지는 고혈압, 동맥경화증, 고지혈증, 심장병에 걸리지 않도록 짠 음식과 콜레스테롤이 많은 음식, 혈관을 좁게 만들 수 있는 커피나 담배는 피하는 것이 좋으며 이들 선행질환을 가지고 있는 경우에는 이들 질환을 우선 치료하는 것이 중요하다. 피로가 겹치거나 스트레스가 누적되지 않도록 조심하고 항상 적절한 운동을 하여 뇌혈관의 유연성을 높이도록 노력하는 것이 최선의 길이다

45 우유가 뇌졸중을 예방한다

　우유만큼 각종 영양분이 균형 있게 포함된 식품도 많지 않다. 아주 오랜 옛날 태초부터 우유는 인류가 먹어온 가장 중요한 영양자원이었다. 동물로부터 나온 우유는 인류의 기본식품이었을 뿐만 아니라 만병통치약으로도 사용되었으며 때론 우유를 통해 병원균이 우리 체내에 침투하여 여러 가지 질병을 야기하기도 하였다. 엄마의 젖은 아이들의 생명 유지와 성장을 위한 최고의 생명수일 뿐만 아니라 외계의 각종 병원균에 대한 강한 저항력을 제공해 준다. 모유를 먹은 아이들은 엄마의 따뜻한 체온으로부터 사랑을 받아 감정적으로 성숙할 뿐만 아니라 모유로부터 여러 가지 면역글로블린을 받아 웬만한 질병에는 끄덕도 하지 않는 저항력을 지니게 되어 삶의 전투에서 승리하게 된다.

　아이들뿐만 아니라 어른들도 규칙적으로 우유를 마실 경우 우유를 마시지 않는 사람보다 뇌졸중(중풍) 발병 위험이 절반 이상 감소한다는 연구 결과가 최근 보고되고 있다. 미국 버지니아 의대 로버트 에보트 박사는 미국《심장협회 학술지》5월호에 발표한 논문을 통해 하와이의 일본계 중년 남성 3,150명을 대상으로 22년 동안 계속된 호놀룰루 심장계획

자료 분석 결과 1일 최소 454g의 우유를 마신 남성의 뇌졸중 발생률은 3.7%로 우유를 마시지 않은 남성 7.9%의 절반 수준에 그쳤다고 밝혔다. 이들 중년 남성들에서 발생한 뇌졸중은 핏덩어리가 뇌혈관을 막아서 생긴 허혈성 뇌졸중으로 전체 뇌졸중의 70-80%를 차지하고 있다. 에보트 박사는 〈당뇨병, 흡연, 낙농제품이 아닌 다른 식품으로부터의 칼슘 섭취 등 우유를 제외한 다른 요인들은 뇌졸중과 관련이 없는 것으로 나타났다〉고 보고하였다. 우유 섭취가 어떤 이유로 뇌졸중 발병률을 떨어뜨렸는지는 아직 잘 모르고 있다. 아마도 우유가 어떤 기전에 의해 혈류 순환을 좋게 해서 핏덩어리가 혈관 내에서 생성되는 것을 억제해서 이런 효과가 나오지 않았나 추정하고 있다. 따라서 특별한 보약을 매일 먹는 것보다 한 잔의 신선한 우유를 마시는 것이 우리의 건강 유지와 장수에 더 좋다고 하겠다.

서유헌

서울대 의대 졸업, 서울대 의학박사,
미국 코넬 의대 교환교수, 독일 하이델베르크 대학 객원교수,
일본 이화학연구소, 동경도 신경과학연구소 초빙교수,
한국 신경과학학회 학술위원장 역임.
광혜학술상('95), 유한의학상('96), 과학기술우수논문상('96) 수상.
현재 서울대 의대 교수, 영국 임페리얼 대학 객원교수,
국제신경화학회 편집위원, 아시아 태평양 신경화학회 회장.
『뇌를 알고 머리 쓰자』, 『신경전달물질』 등 10여 권의 저서와
100여 편의 논문 발표.

두뇌 장수학

1판 1쇄 펴냄 1996년 11월 3일
1판 5쇄 펴냄 1997년 2월 25일

지은이 서유헌
펴낸이 朴孟浩
펴낸곳 (주)민음사

출판등록 1966. 5. 19. 제16-490호
서울시 강남구 신사동 506 강남출판문화센터 5층
대표전화 515-2000 / 팩시밀리 515-2007

값 6,000원

ⓒ 서유헌, 1996. Printed in Seoul, Korea.
ISBN 89-374-2317-0 03510